筋肉とアーサナをやさしく学ぶ

ヨガアナトミー

The Concise Book of YOGA ANATOMY
An Illustrated Guide to the Science of Motion

著 | ジョアン・スタウガード＝ジョーンズ
監訳 | サントーシマ香

医道の日本社
Ido･No･Nippon･Sha

The Concise Book of Yoga Anatomy
An Illustrated Guide to the Science of Motion

Copyright © 2015 by Jo Ann Staugaard-Jones.

Japanese translation rights arranged with North Atlantic Books/Lotus
Publishing through Japan UNI Agancy, Inc.
Japanese version copyright © IDO-NO-NIPPON-SHA, Inc.,
2018 All rights reserved.

本書は、健康と運動に関する情報を提供し、教育に使用されることを目的としています。健康状態の専門的
な医学的アドバイス、治療の代わりとなるものではありません。何らかの損傷や障害、医学的な問題が感じ
られた際は、本書の内容を行う前に、医療機関を受診してください。著者、訳者、編集者、発行者、出版社
は、本書の掲載内容を利用したことによって生じた人的・物的な損失や損傷、将来的な変化について責任を
負いません。

Contents

本書について ………………………………………… 3

1 体は動く ………………………………… 9

神経系の手引き …………………………………… 9
解剖学における方向の表現 …………………… 12
骨格系 …………………………………………… 19
関節 ……………………………………………… 24
骨格筋の概要 …………………………………… 25
筋肉の仕組み …………………………………… 28

2 呼吸筋 ………………………………… 33

ヨガと呼吸 ……………………………………… 33
呼吸の仕組み …………………………………… 34
横隔膜 …………………………………………… 35
斜角筋 …………………………………………… 36
ヴァジュラーサナ ……………………………… 37
腹横筋 …………………………………………… 38
アグニサーラ …………………………………… 39
外肋間筋 ………………………………………… 40
内肋間筋 ………………………………………… 41
ヴィラバドラーサナ 1 ………………………… 42
スカーサナ ……………………………………… 43

3 頭頚部の筋肉 ……………………… 45

筋肉の弛緩と収縮：運動単位 ………………… 45
後頭前頭筋 ……………………………………… 46
広頚筋 …………………………………………… 47
シムハーサナ …………………………………… 48
鼻筋 ……………………………………………… 49
パドマーサナ …………………………………… 50
側頭筋 …………………………………………… 51
主動筋と拮抗筋 ………………………………… 51
胸鎖乳突筋 ……………………………………… 52

ダンダーサナ …………………………………… 53
頭板状筋、頚板状筋 …………………………… 54
タダーサナ ……………………………………… 55

4 脊柱の筋肉 ………………………… 57

脊柱の機能 ……………………………………… 57
脊柱の働き ……………………………………… 58
プラサーリタ・パドゥッターナーサナ ……… 60
脊柱起立筋 ……………………………………… 61
ヴィラバドラーサナ 2 ………………………… 62
頭半棘筋、頚半棘筋、胸半棘筋 ……………… 63
ブジャンガーサナ ……………………………… 64
多裂筋 …………………………………………… 65
回旋筋 …………………………………………… 66
腰方形筋 ………………………………………… 67
バラドヴァージャーサナ ……………………… 68
外腹斜筋、内腹斜筋 …………………………… 69
腹直筋 …………………………………………… 70
トリコナーサナ ………………………………… 71
アパナーサナ …………………………………… 72
大腰筋 …………………………………………… 73
ヴィパリータ・ヴィラバドラーサナ ………… 74
アラナーサナ …………………………………… 75

5 体幹の深層筋と骨盤底 ………… 77

体幹の浅層と深層 ……………………………… 77
ウッティタ・パールシュヴァコナーサナ …… 78
キャット＆カウ ………………………………… 79
骨盤底：体が精神と出会う場所 ……………… 79
ヨガの哲学：バンダ、ナーディー、チャクラ、八支則… 80
マラーサナ ……………………………………… 84
アンジャネヤーサナ …………………………… 85

6 肩と上腕の筋肉 ……………………… 87

肩甲帯 ……………………………………… 87
肩甲挙筋 …………………………………… 88
マカラーサナ ……………………………… 89
僧帽筋 ……………………………………… 90
小菱形筋 …………………………………… 91
大菱形筋 …………………………………… 92
シャラバーサナ …………………………… 93
前鋸筋 ……………………………………… 94
アド・ムカ・シュヴァナーサナ ………… 95
小胸筋 ……………………………………… 96
鎖骨下筋 …………………………………… 97
アルダ・プールヴォッタナーサナ ……… 98
肩関節 ……………………………………… 99
肩をまたぐ筋群 ………………………… 100
大胸筋 …………………………………… 101
ハイプランクからのチャトランガ・ダンダーサナ ‥ 102
広背筋 …………………………………… 103
大円筋 …………………………………… 104
ウールドヴァ・ムカ・シュヴァナーサナ ……… 105
三角筋 …………………………………… 106
ウッタナーサナ ………………………… 107
棘上筋 …………………………………… 108
棘下筋 …………………………………… 109
小円筋 …………………………………… 110
肩甲下筋 ………………………………… 111
烏口腕筋 ………………………………… 112
ゴムカーサナ …………………………… 113
肘関節 …………………………………… 114
上腕二頭筋 ……………………………… 115
上腕筋 …………………………………… 116
腕橈骨筋 ………………………………… 117
バカーサナ ……………………………… 118

上腕三頭筋 ……………………………… 119
肘筋 ……………………………………… 120
プールヴォッタナーサナ ……………… 121
シルシャーサナ ………………………… 122

7 前腕と手の筋肉 ……………………… 123

橈尺関節 ………………………………… 123
円回内筋 ………………………………… 124
方形回内筋 ……………………………… 125
マツヤーサナ …………………………… 126
回外筋 …………………………………… 127
ガルーダーサナ ………………………… 128
手関節と手 ……………………………… 129
手関節屈筋群 …………………………… 130
指関節屈筋群 …………………………… 131
ギアナ・ムードラ ……………………… 132
手関節伸筋群 …………………………… 133
総指伸筋 ………………………………… 134
アド・ムカ・ヴリクシャーサナ ……… 135
母指の筋群 ……………………………… 136

8 股関節の筋肉 ………………………… 137

股関節 …………………………………… 137
大腿直筋 ………………………………… 139
縫工筋 …………………………………… 140
腸腰筋 …………………………………… 141
ウッティタ・ハスタ・パータングシュターサナ ‥‥ 142
セツバンダーサナ ……………………… 143
大腿筋膜張筋 …………………………… 144
中殿筋 …………………………………… 145
小殿筋 …………………………………… 146
パリガーサナ …………………………… 147
スプタ・マッチェンドラーサナ ……… 148

大殿筋 ……………………… 149	第三腓骨筋 …………………… 181
ハムストリングス ………… 150	長腓骨筋 ……………………… 182
ダヌラーサナ ……………… 151	短腓骨筋 ……………………… 183
バラーサナ ………………… 152	腓腹筋 ………………………… 184
大内転筋、短内転筋、長内転筋 … 153	ヒラメ筋 ……………………… 185
薄筋 ………………………… 154	足部 …………………………… 186
恥骨筋 ……………………… 155	アルダ・マッチェンドラーサナ … 187
パールシュヴォッターナーサナ … 156	
バッダ・コナーサナ ……… 157	付録1：最後のポーズ ……… 189
スプタ・コナーサナからアーナンダ・バラーサナ … 158	サルヴァンガーサナ ………… 190
梨状筋 ……………………… 159	ハラーサナ …………………… 191
内閉鎖筋、外閉鎖筋、双子筋、大腿方形筋 … 160	シャヴァーサナ ……………… 192
アルダ・チャンドラーサナ … 161	
エカ・パダ・ラジャ・カポターサナ … 162	付録2：アーサナにおけるキューイング … 193
スプタ・ヴィラーサナ …… 163	すばらしい動詞！ …………… 194
ウトゥカタ・コナーサナ … 164	
ヴィラバドラーサナ3 …… 165	参考文献 ……………………… 195
	日本語版に寄せて …………… 196
9 膝の筋肉 ……………… 167	アーサナの索引 ……………… 197
主な筋肉 …………………… 168	筋肉の索引 …………………… 204
大腿四頭筋 ………………… 169	
ナタラジャーサナ ………… 170	
ヴリクシャーサナ ………… 171	
膝窩筋 ……………………… 172	
ウトゥカターサナ ………… 173	
パスチモッタナーサナ …… 174	

10 下腿と足部の筋肉 …… 175

前脛骨筋 …………………… 176
長趾伸筋 …………………… 177
長母趾伸筋 ………………… 178
ジャヌ・シルシャーサナ … 179
後脛骨筋 …………………… 180

本書について

　本書はヨガの中心的役割を担う骨格筋に関するガイドブックである。アーサナ（現代ではヨガのポーズという意味で使用される。八支則の１つ)を含むヨガは、心地よく、安全で、バランスが取れ、痛みがないように教えられ、実践されなければならない。これが私の信条である。人体とその動きの仕組みを理解することは、それを達成するための一助となる。

　人体の生体力学を理解する手助けとして、本書では身体の各部位で項目を色分けしている。ヨガの生徒、専門家、練習者がヨガの動きを理解するために、筋肉の起始、停止、作用についても記載した。専門用語が重荷になりがちな解剖学や運動学を、明確でわかりやすく、使いやすいようにすることに配慮し、専門用語についても説明している。

　アーサナのイラストは、特定のポーズの中で、関連する主要な筋肉がどのように働くのかを理解するために役立つ。それぞれのアーサナについて、意識するポイントの例、動きとアライメント、テクニック、ヒント、カウンターポーズ（直後に取ることで、バランスを整えるポーズ）を説明している。

　自分自身や他者がけがすることなく実践したり、教えたりするときに、これらのすべての知識は重要である。ヨガの力学を学んでいくなかで、ヨガの生き方という視点からのポーズや動きの本質についても、時間をかけて再認識してほしい。それはつまり、ヨガの身体的な面だけでなく、精神的な面にも注目することが必要だということである。ヨガはその２つが合わさったものであり、本書では必要に応じて、ヨガの深い側面についても言及している。

　例えば、スカーサナで瞑想をしているとき、アライメントの側面は入り口でしかなく、呼吸や微細なエネルギーがそれに加わったとき、真の自己に気づくために必要な内なる静けさに至ることができる。それぞれのポーズを深く味わうことで、そのアーサナにどのような意味があるのかを自分なりに探求してはいかがだろうか。

　ハタ・ヨガ（本書で紹介するポーズを基礎とするヨガの流派）では、人体における２極のエネルギーを太陽と月のメタファーで表現する。ハタ (hatha) という言葉は、「ha」と「tha」という２つの音節に分けることができ、それぞれ太陽と月のエネルギーを表す。アッター (atha) は「今、このとき」、結合としての「ヨガ」、そして「バランス」という意味合いを持つ。

　どのヨガを勉強しようかと迷ったとき、私は確かな歴史と科学が織り混ざったものを選んだ。ハタ・ヨガは最も大切な技法である呼吸について、サポート、強さ、柔軟性を与えてくれ、よりバランスのとれた深みのある練習に至るよう、段階的に練習者を導いてくれる。本書で紹介する可視的な解剖学の知識だけでなく、人体における微細であり同時にパワフルな身体的、精神的なエネルギーにも注目してほしい。

「彷徨いがちな精神を完全に熟知することがヨガである」(Tigunait, 2014) と言われるように、アーサナは心地よい呼吸、内なる静けさ、瞑想と組み合わせることで内なる自己へと導いてくれる。

本書では、アーサナを例えば「立位のアーサナ」というようにカテゴリー分けはしていないが、そのポーズでよく使う筋肉と同じ項目に記載している。これもヨガを解剖学の視点から見るためである。

ヨガの生徒、案内人、ファシリテーターにとって、人間の身体的、精神的、霊的な面を理解しようとする者にとって、ヨガは生きるための哲学（“害を与えてはならない”、サンスクリット語でアヒムサ）を学ぶうえでの青写真となる。

たくさんの人がさまざまな理由でヨガを行うが、その理由が何であれ、ヨガは常に真実へと導いてくれる。しかし痛みが伴えば、それを妨げることになる。ヨガの解剖学や運動学を学ぶことができる本書によって、読者がアーサナによるけがから解放され、無意識的にではなく、より意識的に、本当の自分に近づいていけるようになることを願っている。

ジョアン・スタウガード＝ジョーンズ

▶HP http://www.move-live.com

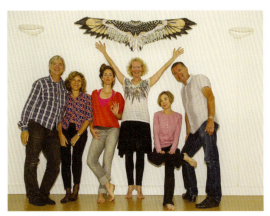

写真撮影場所
アトリエ・マライス
54, rue Charlot
75003 Paris
▶HP http://www.atelier-marais.fr
▶HP http://www.b-y-p.be

パリのモデルの皆さんと、アトリエ・マライスのスタジオに感謝します。

左から

■**ラインハルト・フレア**
フランス、パリ
分子生物学者、アマチュア写真家

■**クレア・バーティン**
フランス、パリ生まれパリ育ち
フランス語・比較文学の教師、作家

■**インジー・ガンガ**
フランス、エジプト、トルコ
陰ヨガ・ハタヨガの講師
パリで活動するソウルシンガー
▶ www.ingyganga.in

■**ジョアン・スタウガード＝ジョーンズ**
ニュージャージー州クランベリーレイク
本書の著者、ヨガアナトミーの講師、トレーナー
▶ www.move-live.com

■**ジョー・アン・ヘグレ**
アメリカ出身、在フランス暦25年
地質学者、ハイキングとサイクリングが趣味
元ダンサーで現在はヨガを行っている

■**ルネ・モンタズ - ロゼット**
フランス、パリ
エンジニア、ハイキング、サイクリング、
スキーが趣味
2011年よりヨガを始める

1 体は動く

神経系の手引き

ヒトの神経系は、神経細胞によって体の各組織をコントロールしている。神経系（図1-1a）は2つに分けることができる。

1. 中枢神経系：脳と脊髄から成る。「考える」「学ぶ」「推論する」「バランスを保つ」という働きがある。
2. 末梢神経系：脳と脊髄を除く身体の部位にある。随意運動と不随意運動を支配し、感覚も司る。

末梢神経系は次のものから成る。

1. 自律神経系：内臓や分泌腺の調節をする。不随意運動をコントロールする。自律神経系はさらに、以下の3つに分けることができる。
   ① 交感神経系：「闘争・逃走反応」を活性化する。
   ② 副交感神経系：「安静・消化」を促進する。
   ③ 腸管神経系：脊椎動物において胃腸系をコントロールする。
2. 体性神経系：神経細胞を介して情報を中枢神経に伝え、中枢神経からの情報を筋肉や感覚器に伝える。筋肉の随意運動をコントロールする。

本書ではソマティクス（編注：本書ではヨガを含む身体の科学の概念を指す）の実践について、「身体に備わった知性を用いること」と定義したい。精神、肉体、感覚の調和によって、体内の非言語コミュニケーションが健康に向かって働くことがウェルネスへの鍵となる。ソマティックヒーリングは、第六感に触れることで個人の健康の達成を目指す手法である。それは経験に耳を傾けることでもある。

運動感覚は意識を高める。意識を体に集中させ、ある体の部位がどの位置にあるのかを意識し、解剖学的に何が起こっているのかを知ること。これがヨガの根幹である。調和のとれた継続的なヨガを実践することで、神経伝達を通してマッスルメモリーや身体の知性は向上する。

一方で、神経伝達を担う神経系は非常に複雑である。次の陰部大腿神経（図1-1b）の走行例からもそれがわかる。

- 陰部大腿神経は大腰筋の深層に位置する腰神経叢の枝として起こる。
- L1とL2から分枝する。
- 大腰筋の前面を走行する。
- 大腿枝と陰部枝に分かれる。
- 大腿上部の皮膚を支配する。
- 男性では鼠径管を通って精巣挙筋と陰嚢の皮膚を支配する。
- 女性では大陰唇とその付近の皮膚を支配する。

神経系の各部の関連性

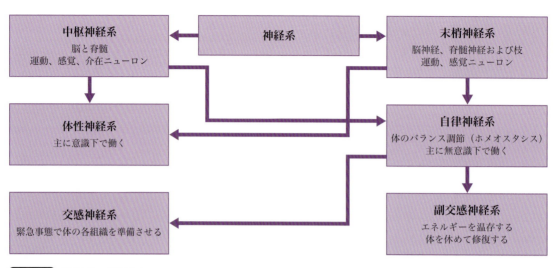

図1-1a 神経系の関連図

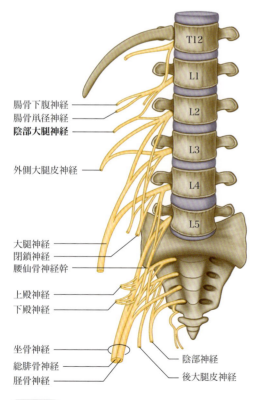

図1-1b 腰神経叢・仙骨神経叢

神経系に関する情報は、ヨガを神経学的に扱うことの難しさをわかってもらうために紹介した。神経系に関する知識があれば、ヨガと神経系の関わりについても理解を深めることができる。

神経絞扼

神経絞扼は痛みの原因となりうる圧迫だが、アーサナを正しく実践することで神経絞扼による痛みを軽減させることが期待できる（"神経圧迫"は通常、手根管症候群や坐骨神経痛などを指すが、神経に圧力がかかっている状態を指すこともある）。

例を挙げると、坐骨神経痛を抱える人は脊柱から大腿後部にかけての坐骨神経の通り道に沿って痛みがある。坐骨神経を絞扼しやすいのは梨状筋（p159）である。ヨガではさまざまなポーズ（スパイン・ツイストなど）やストレッチでこの筋肉を緩め、坐骨神経にかかっている

圧力を軽減させることができる。

　ヨガでの改善が期待できるもう一つの神経絞扼の例として、腕神経叢がある。腕神経叢は、脊柱から肩、腕、手に情報を伝える。腕神経叢の障害は、神経が引き伸ばされたり、圧迫されたり、ちぎれたり（手術が必要）することによって起こる。頚や肩に負荷がかかる姿勢（猫背など）によって、この神経の伝達が阻害されることもある。脊柱の弯曲を強調し、肩の位置を調整するようなヨガのポーズ、例えば山のポーズ（タダーサナ）によってこの部分が開きやすくなる。

　腕神経叢の神経絞扼の原因は、該当する部位によって異なり、椎間板の変性、骨棘の形成、関節炎、けがによる筋障害、精神的なトラウマによる筋緊張などさまざまである。よって、医師、神経内科医らの診断を受けることが重要である。

　神経絞扼は筋肉を緩めることで改善が期待されることが証明されており、いくつかのアーサナでこれが可能である。

末梢神経支配について

　本書では、それぞれの筋肉の末梢神経支配について記載してある。しかし、神経線維がどの脊髄分節[1]から出ているのかについては諸説ある。これは解剖学者にとって迷路のように入り組んだ個々の神経線維を叢（plexus；神経のネットワーク。ラテン語の"編む"が由来）の中まで辿っていくのが非常に難しいからである。本書ではそれぞれの筋肉に対して、適切と考えられる神経根を採用した。

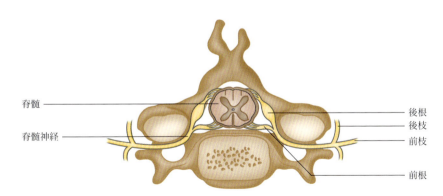

図1-2　脊髄神経

▶神経根が合わさって脊髄神経をつくる。前枝と後枝に分かれる。

---

1 | 脊髄分節とは脊髄神経の各対が出入りする部位。脊髄神経（図1-2）はそれぞれ運動線維と感覚線維を含む。脊髄神経が椎間孔（上下の椎骨の間にある隙間）を出ると前枝と後枝に分かれる。前枝は体幹の側面・前面に加えて四肢の筋肉や皮膚に分布する。後枝は体幹背側にある固有背筋と背部の皮膚に分布する。

解剖学における方向の表現

解剖学的正位

体の部位の相対的な位置と、その動きを表すためには、基準や共通語を持つことが不可欠である。基準となる体の位置を、解剖学的正位と呼ぶ。解剖学的正位は両手を横に下げ、手掌を前に向けて立った状態を指す（図1-3）。方向を表す用語は、体が実際にどの位置にあるかにかかわらず、解剖学的正位に対してどの位置にあるかを表す。左と右という用語も、読者からではなく、対象者にとっての左右であることも注意してほしい。

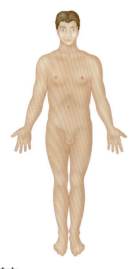

図1-3　前方
▶体の前方。

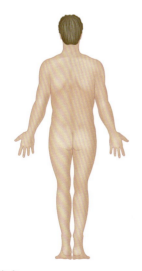

図1-4　後方
▶体の後方。

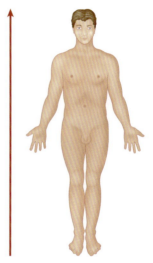

図1-5　上方
▶頭や上の部位に近い方。

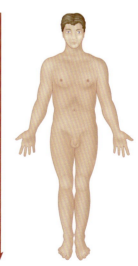

図1-6　下方
▶頭と反対側の方。下側の方向。

1. 体は動く

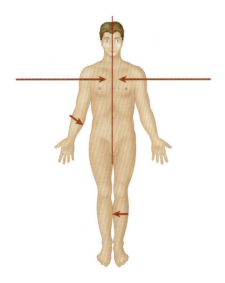

図1-7 内側
▶体の中心線に近い方。四肢の場合は、その部位の内側。

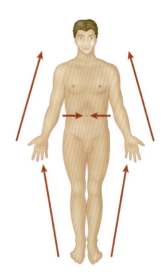

図1-9 近位
▶体の中心に近い方。四肢の場合は、体幹に近い方。

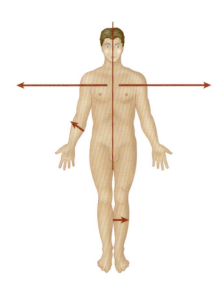

図1-8 外側
▶体の中心線から遠い方。四肢の場合は、その部位の外側。

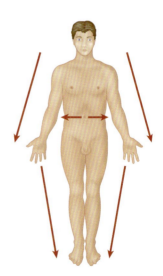

図1-10 遠位
▶体の中心から遠い方。四肢の場合は、体幹から遠い方。

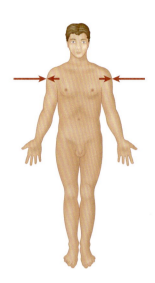

図1-11 浅
▶体表に近い方。

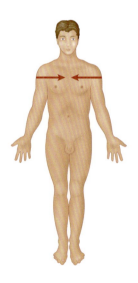

図1-12 深
▶体表から遠い方。

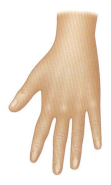

図1-13 背側
▶体の部位の後側。例えば、手の甲側や足の甲側など。

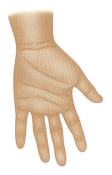

図1-14 掌側
▶手の前面、すなわち手掌。

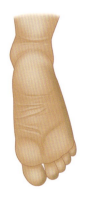

図1-15 底側
▶足の裏。

体を通る平面

ここでの平面とは、体を通る二次元の断面のことを意味する。想像上の線で体を切り取った様子がみられる。

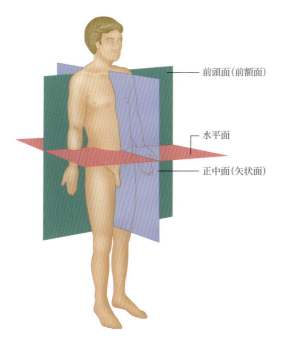

図1-16 体の平面

- 矢状面は人体を左右に分ける面。図1-16は正中矢状面を表す。
- 前頭面（前額面）は人体を前後に分ける面。矢状面と直角に交わる。
- 水平面は体を上下に分ける面。他の2つの面と垂直に交わる。

体は上記の面で効率よく動くようにできているため、ヨガでは、これらの3つの面を使うことが重要である。ヨガを体系的に実践するならば、さまざまなアーサナを通して、すべての平面上での動きを取り入れることが好ましい。次に例を挙げる。

矢状面：太陽礼拝（スーリャ・ナマスカーラ）
（スーリャ＝太陽、ナマスカーラ＝礼拝）

1. **山のポーズ**（タダーサナ）から始める。
2. 息を吸いながら両手を空に向かって伸ばす（上向きの礼拝）。
3. 息を吐きながら**前屈**する。
4. 息を吸いながら背中をそらすように持ち上げ、両手をすねにつける。
5. 息を吐きながら**前屈**する。
6. 息を吸いながら片足を後ろに下げて**ランジ**を行う。
7. 息を吐きながら、もう片方の足を後ろに下げて**プランク**の姿勢をとり、体を地面に近づける。
8. 息を吸いながら**コブラのポーズ**。
9. 息を吐きながら**子供のポーズ**。そのまま3回呼吸する。
10. 息を吸いながら**テーブルのポーズ**。
11. 息を吐きながら**ダウンドッグポーズ**（下向きの犬）。3回ウジャイ呼吸する。
12. 息を吸いながら両手の間に足を入れる。
13. 息を吐きながら**前屈**。息を吸いながらステップ4の動きを繰り返し、息を吐きながら前屈する。
14. 息を吸いながら背すじを伸ばして、両手を空に向かって伸ばす（**リバーススワンダイブ**）。
15. 息を吐きながら**山のポーズ**をする（両手を合わせて終了）。

前頭面：門のポーズ（パリガーサナ）、もしくは外転や内転を伴ったポーズ、または体幹の側屈を伴ったポーズ。

水平面：ねじった三角のポーズ（パリヴリッタ・トリコナーサナ）、もしくは回外や回内の動きを伴うポーズ、体幹をねじるポーズ。

解剖学における運動

解剖学における主な運動について説明する。胎位を例にすると、すべての四肢を屈曲すると、胎位をとることができる。一方で、四肢を伸展すると胎位から元に戻る。これらの動きは矢状面上でも可能である。

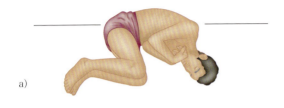
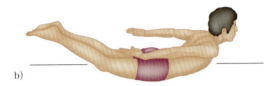

図1-17 a 屈曲から胎位、b 胎位から伸展

主な運動

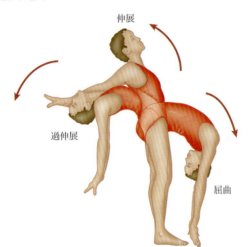

図1-18 屈曲・伸展・過伸展

▶屈曲：関節における骨と骨がつくる角度を小さくする運動。解剖学的正位からみると、膝関節以外の関節では、前方に曲げる動きを指す。胎位をとるために曲がる方向と覚えるとよい。
▶伸展：まっすぐ伸ばす動き。胎位とは反対の方に曲げること。
▶過伸展：通常の可動域を超えて伸展すること。

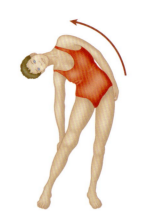

図1-19 側屈

▶前頭面で上半身や頭部を側方に曲げる運動。

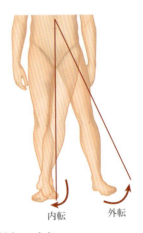

図1-20 外転・内転

▶外転：四肢を体幹の中心から遠ざける運動。
▶内転：四肢を体幹の中心に近づける運動。

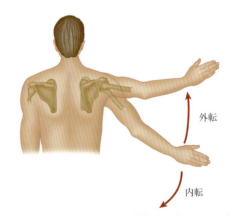

注：上肢が肩の高さを超えて外転するためには、肩甲骨が回施し、関節窩を上に向けなければならない。

1. 体は動く

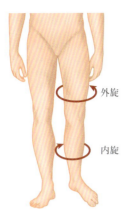

図1-21 回旋
- ▶骨もしくは体幹において長軸を中心に回る動き
- ▶内旋：正中線に向かって内側に回る動き。
- ▶外旋：正中線から離れて外側に回る動き。

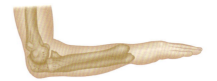

図1-23a 回内
- ▶前腕の長軸を中心にして前腕が内側へ回る動き（立位で肘関節90度屈曲位の場合、手掌が床を向くように回す動き）。

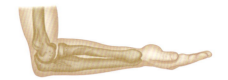

図1-23b 回外
- ▶前腕の長軸を中心にして前腕が外側へ回る動き（立位で肘関節90度屈曲位の場合、手掌が天井を向くように回す動き）。

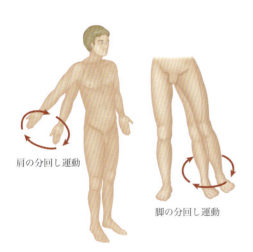

図1-22 分回し運動
- ▶骨の近位端が固定されたまま遠位端が円を描くように回る。屈曲、伸展、外転、内転の組み合わさった複合運動。

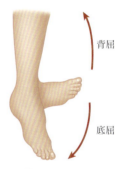

図1-24 底屈・背屈
- ▶底屈：つま先を地面に向ける動き。
- ▶背屈：つま先を空に向ける動き（ヨガでよく使う動き）。

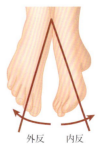

図1-25 内反・外反
- ▶内反：足底を内側に向ける動き。体重は足の外側にかかる。
- ▶外反：足底を外側に向ける動き。体重は足の内側にかかる。

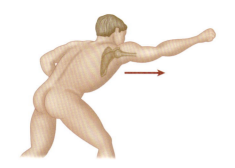

図1-26 肩甲骨外転
▶肩甲骨が外側へ向かって脊柱から離れる動き（水平面上に肩を押し出す動き）。

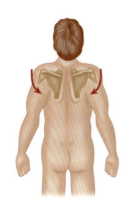

図1-27 肩甲骨内転
▶肩甲骨が内側へ向かって脊柱に近づく動き（水平面上に肩を引く動き）。

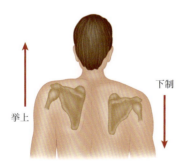

図1-28a 挙上・下制
▶挙上：肩甲骨を上方へ引き上げる動き。前頭面上で体の部位を引き上げる動き。
▶下制：肩甲骨を下方へ引き下げる動き。引き上げた体の部位を元の位置に戻すように下げる動き。

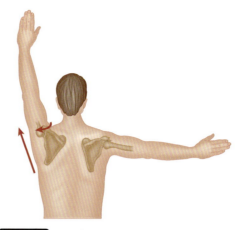

図1-28b 肩関節の外転を伴う挙上
▶肩関節を外転させ、前頭面上で頭の上まで腕を持ち上げる動作を"外転を伴う挙上"と呼ぶ。ヨガでは、ヴィラバドラーサナ1などで、頭上まで腕を持ち上げる。

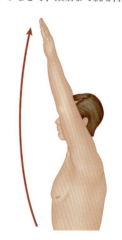

図1-28c 肩関節の屈曲を伴う挙上
▶肩関節を屈曲させ、矢状面上で腕を頭の上まで上げ続けることを"屈曲を伴う挙上"と呼ぶ。

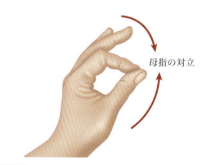

図1-29 母指の対立
▶手の母指が他の4本の指とそれぞれ触れるようにする動き。

骨格系

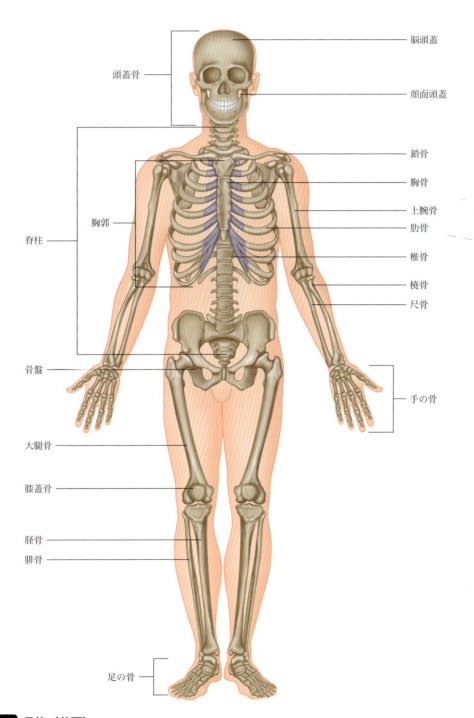

図1-30a 骨格（前面）

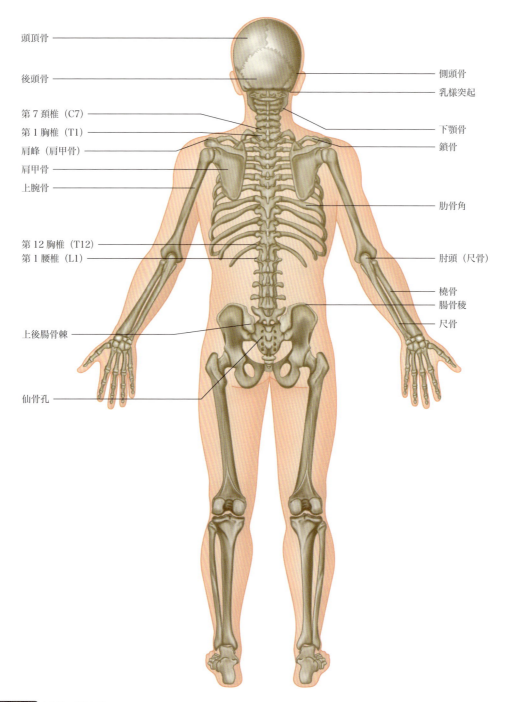

図1-30b 骨格（後面）

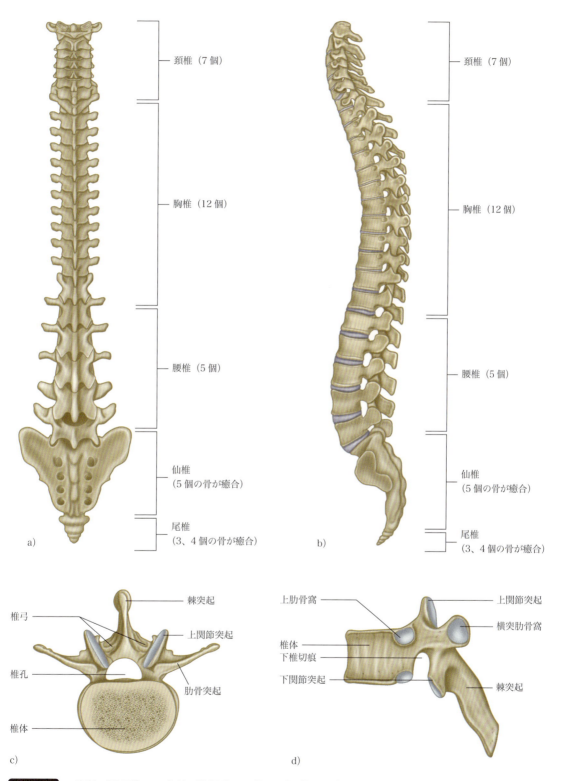

図1-31 a 脊柱（後面）、b 脊柱（側面）、c 椎骨（腰椎上面）、d 椎骨（胸椎側面）

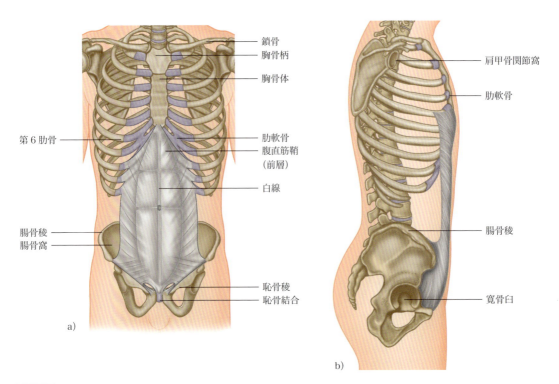

図1-32 a 体幹の骨格（前面）、b 体幹の骨格（側面）

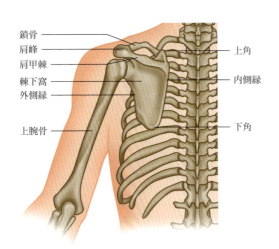

図1-33 肩甲骨（後面）

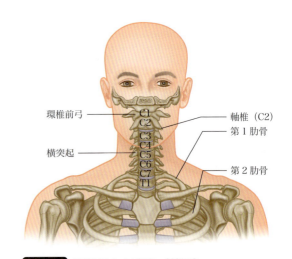

図1-34 頭蓋骨から胸骨（前面）

▶上顎骨と下顎骨を除く

1. 体は動く

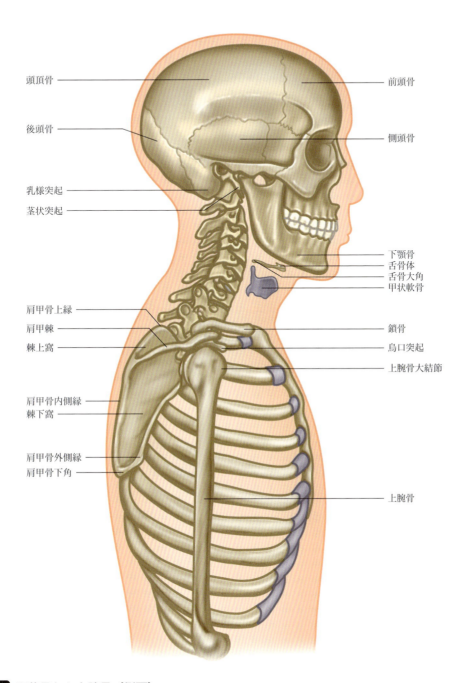

図1-35 頭蓋骨から上腕骨（側面）

23

関節

関節には2つの機能がある。安定性を与えることと、骨格筋を動かすことである。動かない関節とわずかに動く関節は、主に内臓を守るために安定性が求められる骨格上にある。滑膜性関節（可動関節）は、主に大きな可動域を必要とする手足にある。この関節はいくつもの特徴がある。

- 関節を形成する骨端には、関節軟骨がある。
- 関節窩は滑液（摩擦を減らす潤滑液）で満たされている。
- 一部は靱帯によって補強されている。
- 滑液嚢（液体で満たされた包み）がクッションの役割をする。
- 腱鞘が腱を包み込んで保護する。

いくつかの滑膜性関節（膝関節など）には関節円板（半月板）があり、衝撃を吸収する。主な滑膜性関節には6つの種類がある。

平面関節
重なり合う骨の平面もしくはわずかな曲面が互いに滑る関節。肩鎖関節や椎間関節など。

蝶番関節
蝶番のように1軸で動く。片方の骨の出っ張りが、もう片方の骨の凹みに合わさっており、屈曲・伸展ができる。膝関節、指節間関節など。

車軸関節
扉の軸のように、1軸の周りを動く関節。程度差はあるが、円柱状に突き出した骨の関節面を、輪状の骨や靱帯が回転する。上橈尺関節、環軸関節など。

球関節
球状または半球状の関節頭が、凹状の関節窩で回転する関節。屈曲、伸展、内転、外転、回旋などを可能とし、最も可動域の広い関節である。肩関節や股関節など。

楕円関節
楕円形の関節面とそれに合わさる凹面がつくる関節。屈曲、伸展、外転、内転ができ、それらの組み合わせによる関節運動も可能である。橈骨手根関節など。

鞍関節
凸と凹の形状を持ったそれぞれの関節面が、馬の鞍のように合わさった関節。楕円関節よりも大きく動く。母指の手根中手関節など。

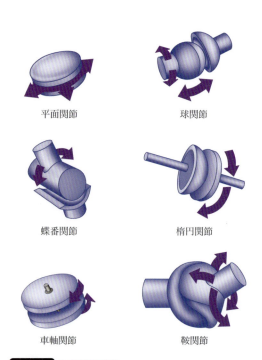

図1-36 滑膜性関節

骨格筋の概要

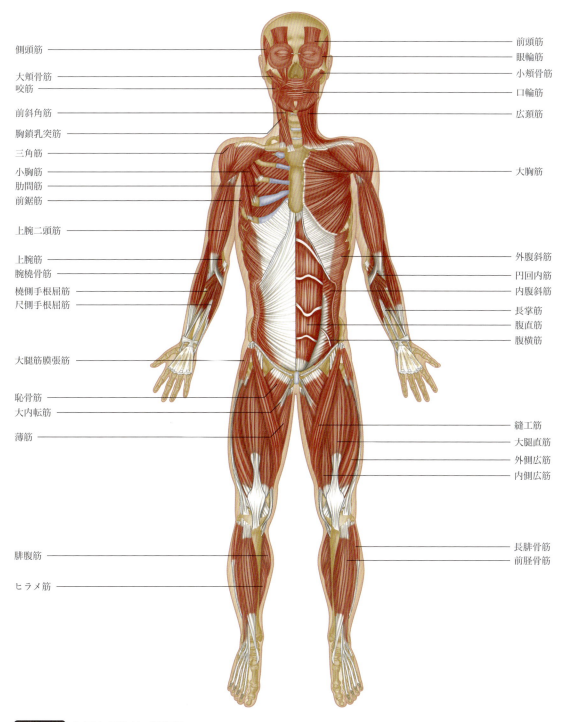

図1-37a 主要な骨格筋（前面）

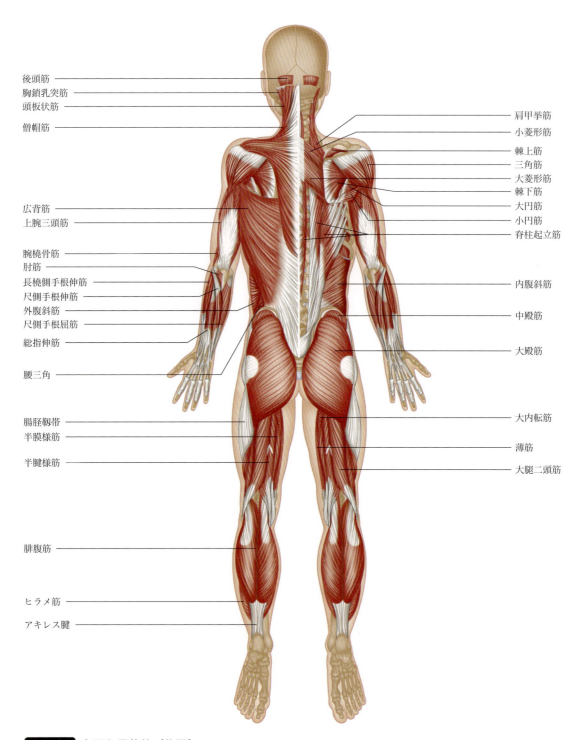

図1-37b 主要な骨格筋（後面）

筋肉の付着

骨格筋はヒトの体重の約40％を占める。主な機能は、収縮と弛緩によって動きをつくり出すことである。腱を介して骨に付着する（ときには直接付着）。筋肉が骨に付着する部位のうち、基本的に動かないほうを「起始」と呼ぶ。筋肉が収縮するとき、1つないしそれ以上の関節を横切ってその緊張を骨に伝えることで動きが生まれる。筋肉が骨に付着する部位で動くほうを「停止」と呼ぶ。また、通常は体幹から近位側の付着部が起始、遠位側の付着部が停止となる。

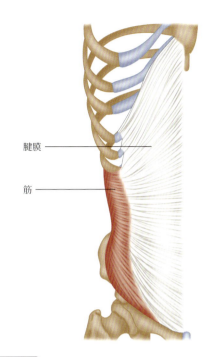

図1-39 腱膜の付着

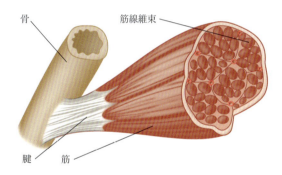

図1-38 腱の付着部

腱と腱膜

筋膜（筋肉の結合組織の部分）が1つに合わさって、筋腹の先端を越えて帯状になったものを「腱」と呼び、薄く平らで面積の大きい布状のものを「腱膜」と呼ぶ。腱や腱膜は、筋肉を骨や軟骨、その他の筋肉や組織のつなぎ目などに付着させる。

筋間中隔

筋肉と筋肉の境い目にある筋間中隔と呼ばれる結合組織の膜が、他の筋肉の付着面を提供することがある。

種子骨

腱に摩擦が起こりやすい場合、種子骨をその中に形成することがある（必要でないこともある）。足底にある長腓骨筋腱がその例である。一方で種子骨は、摩擦が起きにくい腱に形成されることもある。種子骨の主な働きは、骨と腱の間の摩擦を軽減するほか、筋収縮の効率を高めることにも関与している。

複数箇所への付着

筋肉のなかには、複数の起始や停止を持つものがある。もしその付着部位が分かれている場合、2つ以上の腱や腱膜によって別々の場所に付着している。例として、上腕二頭筋は起始に2つの筋頭を持つ。1つは肩甲骨の烏口突起、もう1つは関節上結節である。なお、上腕三頭筋は3つの筋頭を持つ。

筋肉の仕組み

筋肉は刺激によって収縮し、その付着部位同士を近づけようとするが、これは必ずしも筋肉そのものが短くなるわけではない。もし筋収縮の結果、何かしらの動きをつくり出した場合は"等張"、何も動きが起こらなかったらその収縮を"等尺"と呼ぶ。

等尺性収縮

等尺性収縮（アイソメトリック収縮）は、筋肉の張力は増大しても筋肉の長さが変わらない収縮である。つまり、筋肉が収縮しても、その筋肉が関与している関節は動かない。例えば、肘を90度に曲げて重い物を持ったまま保持するときに、等尺性収縮が起こる。重い物を持ち上げようとしたとき、それが重すぎて持ち上がらない状態も同様である。いくつかの姿勢を保つ筋肉も、自動的な反射によって等尺性収縮を起こしている。例えば立位では、体は自然に足関節から前に倒れようとするが、下腿の筋肉の等尺性収縮によって防がれる。同様に、首の後ろの筋肉が等尺性収縮をしていなければ、頭は前に傾いてしまう。ヨガでは、床や壁などの動かないものに対して姿勢を保つため、等尺性収縮は当たり前のように使うものである。

等張性収縮

筋肉の等張性収縮（アイソトニック収縮）のおかげで、我々は動くことができる。等張性収縮には、求心性収縮と遠心性収縮の2種類がある。

求心性収縮

求心性収縮（コンセントリック収縮）では、筋肉の付着部位が近づき、関節で運動が起こる。物を持つことを例に挙げてみると、上腕二頭筋が求心性収縮を起こした場合、肘関節が屈曲し、前腕は重力に逆らいながら肩に向かって動く。腹筋のエクササイズをする場合、腹筋群が求心性収縮を起こして上半身を持ち上げる。

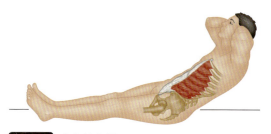

図1-41 求心性収縮
▶腹筋群の求心性収縮によって上半身を持ち上げる。

遠心性収縮

遠心性収縮とは、重力負荷による動きをコントロールするために、筋肉の緊張をゆっくりゆるめるときに行う収縮である。例えば、手に持った物を下ろす動作が挙げられる。その他、単純に椅子に座るときや腹筋のエクササイズで起こした上半身を戻すときなどに起こる。求心性収縮と遠心性収縮の違いは、前者は筋肉が短くなり、後者は長くなるということである。

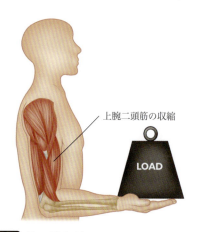

上腕二頭筋の収縮
LOAD

図1-40 等尺性収縮

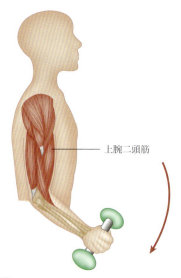

図1-42 遠心性収縮
▶上腕二頭筋の遠心性収縮によって、コントロールしながら腕を下ろすことができる。

筋肉の共同作業

　筋肉は一緒に働くことによって、さまざまな動きをつくり出す。例えば、1つの筋肉がある動きを担い、他の筋肉がその動きをやめさせることができる。また、筋肉がある特定の動きをするときに、他の筋肉のサポートが必要なことがある。筋肉の主な働きは以下の4つに分けることができる。

1．主動筋
2．拮抗筋
3．共同筋
4．固定筋

主動筋

　主動筋はある特定の動き（関節運動）をするために収縮する筋肉である。例えば、肘関節屈曲時の主動筋は、上腕二頭筋である。他の筋肉も主動筋と同じ動きをすることで補助を行う。そのような筋肉を「補助動筋」と呼ぶ。上腕筋は上腕二頭筋の肘関節屈曲を補助するため、補助動筋である。

拮抗筋

　主動筋の付着している関節の反対側に位置し、主動筋が収縮するときには弛緩する筋肉を拮抗筋と呼ぶ。例えば、肘関節屈曲時の上腕二頭筋に対して、上腕三頭筋が拮抗筋となる。反対に、肘関節伸展時には上腕三頭筋が主動筋となり、上腕二頭筋が拮抗筋となる。

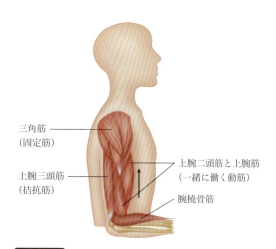

図1-43 筋肉の共同作業
▶肘関節屈曲。

共同筋

　共同筋は主動筋の動きを増大させる筋肉である。また、主動筋が収縮する際に生じる不必要な動きを防ぐ役割もある。これは、主動筋が2つ以上の関節にまたがっているときに重要となる。筋収縮において、共同筋がもう1つの関節を固定しなければ、どちらの関節も動かしてしまうためである。例えば、指関節を曲げる筋肉は、指関節だけでなく手関節も通るため、2つの関節を動かしてしまう恐れがある。しかしながら共同筋が手関節を固定することによって、指だけを曲げることが可能となる。
　主動筋は1つの関節あるいは複数の関節において、複数の作用を持つ場合がある。そのため、共同筋が重要となる。例えば、上腕二頭筋は肘関節屈曲の他に、肘関節回外の作用も持

つ。回外を起こさずに屈曲させたい場合は、他の筋肉が収縮して回外を防がなければならない。このように不必要な動きを中和することから、共同筋は中和筋とも呼ばれることがある。

固定筋

固定筋は主動筋の起始を固定することによって、主動筋が運動する土台を安定させる。上肢を動かすときに肩甲骨を安定（固定）させる筋肉がその例となる。もう1つの例として、腹筋運動がある。腹筋群は肋骨と骨盤に付着している。腹筋群が収縮して腹筋運動を行うとき、股関節の屈筋群が固定筋の役割を担い、骨盤を傾けるのを防ぐことによって、骨盤が動かないまま上半身を起こすことができる。

多くのヨガのポーズは、床のような動かないものに対して姿勢を保つため、筋肉の等尺性収縮がよくみられ、筋力トレーニングにもなる。しかし"ある場所に移動して戻ってくる"という動きをするためには、通常、筋肉は求心性収縮か遠心性収縮をしなければならない。このコンセプトを理解するために、次の船のポーズ（ナヴァーサナ）を考えてみることにする。

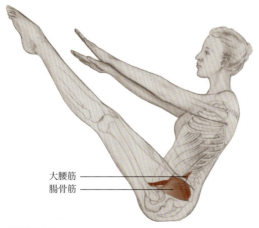

図1-44　船のポーズ（ナヴァーサナ）
▶船のポーズは主に股関節屈曲、背柱伸展のアーサナである。両腕を前に出す場合は肩関節屈曲も加わる。

アプローチ：重力に抗して求心性収縮を行う主な筋肉は、股関節の屈筋群（大腿直筋、腸腰筋など）である。股関節の内転筋群は両下肢をそろえるのを助ける。大腿四頭筋が収縮して膝関節を伸展させる（このポーズが難しすぎる場合は、膝を曲げて両手を床につけてもよい）。

このポーズを正しく行うことによって、背部の深層筋や脊柱の伸筋群（脊柱起立筋など）も収縮することで、重力に抗して脊柱をまっすぐに保持する。ここで、収縮するすべての筋肉は主動筋であり、拮抗筋は主動筋の反対側にある筋肉となる。股関節の伸筋群（大殿筋など）、膝関節の屈筋群（ハムストリングスなど）、脊柱屈筋群（腹筋群）は拮抗筋である。

肩関節では、屈筋群（大胸筋、三角筋前部、上腕二頭筋、烏口腕筋など）は重力に抗して肩関節を屈曲位に保持する。

固定筋群：大腰筋は共同筋である腸骨筋とともに、股関節を屈曲位にさせ、骨盤と腰椎の固定筋として働く。腹横筋や腰方形筋などの他の深層筋も腰部の固定を助ける。では、腹筋群は何をしているのだろうか。このポーズでは確かに腹筋の収縮を感じることができるが、腹直筋や腹斜筋は、この姿勢を保ち腰椎を支えるための固定筋となる。

ポーズのリセット：このポーズから元の姿勢に戻るには、特に股関節の主動筋が遠心性収縮をしなければならない。言い換えれば、両下肢が床に叩きつけられないように、重力に抗して動きをコントロールするということである。

ナヴァーサナでは、特に膝関節を伸展した場合、ハムストリングスが伸ばされる。両腕を前方に伸ばした場合は、広背筋、大円筋、三角筋後部、上腕三頭筋などがいくらか伸張する。これらの筋肉は、体の後面にあって肩関節を伸展させる筋肉である。

要点：このように、すべての筋肉は主動筋、拮抗筋、共同筋、固定筋となり得る。筋肉の働きは、その動きによって変わる。ある筋肉が主動筋となったとき、それを助けるような働きをする筋肉は共同筋となり、主の筋肉を助け、二次的に補助する。ある筋肉は、他の筋肉（通常、二関節筋と呼ばれる2つの関節を動かす筋）からの不必要な動きを排除する働きがあり、これを共同筋と同様に中和筋と呼ぶことがある。

　ヨガのアーサナでは、どの筋肉を強化（求心性収縮）して、どの筋肉が引き伸ばされているのか（遠心性収縮）、またどの筋肉がポーズを支える固定筋となっているのかを知ることが重要である。

てこ

　てこは力を伝える道具で、固定された点（支点）と硬い軸で構成される。正確には、てこは支点、力点、荷重点（作用点）で構成されている。体内では骨と関節と筋肉が合わさって「てこ」をつくり、関節が支点の役割を担う。筋肉が力を加えることで（力点）、骨が体の重りを動かす（荷重点）。

　てこは支点、力点、荷重点の位置によって分類されている。

　第1のてこは、力点と荷重点が支点を挟んで反対側にある。第2のてこは、荷重点が支点と力点の間にある。最後に第3のてこは、力点が支点と荷重点の間にあり、これが人体では最も一般的なてこの作用である。

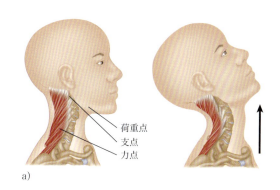
a)

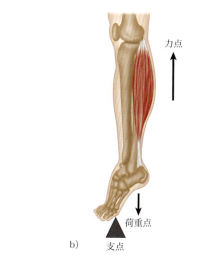
b)

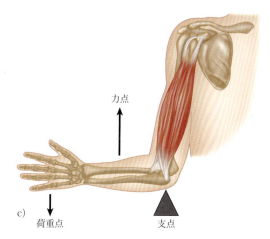
c)

図1-45 人体におけるてこの作用例
▶ a：第1のてこ
▶ b：第2のてこ
▶ c：第3のてこ

2 呼吸筋

ヨガと呼吸

呼吸法はヨガの真髄であり、その練習は必要不可欠である（すべてのアーサナでは最初に呼吸を意識する）。ヨガは呼吸に注目することで、意識的に精神と体をつなぎ、体の働きと呼吸を統合し、回復させ、栄養を与え、浄化し、エネルギーを与える。クンダリーニ（編注：人体の根源エネルギー）という眠っているエネルギーに対し、プラーナは覚醒した生命エネルギーである。ヨガはプラーナを使い、潜在的なエネルギーを引き出す。

サンスクリット語（ヨガで使う言語）では、呼吸法をプラーナヤーマと呼ぶ。パタンジャリ（編注：古代インドの哲学者）の「ヨーガ・スートラ」に書かれた八支則の4つ目として記されている。さまざまな手法を用い、呼吸器系を通して意識的に、吸息・呼息の流れや割合、量によって影響を与えることで、精神と体を潜在意識とつなげることができる。その例として、ウジャイ（海の呼吸）やナーディ・ショーダナ（片式鼻呼吸）がある。

アーサナの実践では、呼吸は動きに合わせて調節される。吸気はプラーナと呼ばれ拡張に、呼気はアパーナと呼ばれ開放に関わる。この意味合いで使われるプラーナは栄養と回復をもたらし、アパーナは下向きの排泄を担うエネルギーである[2]。

呼吸に集中することは、精神を落ち着かせるためにリラクセーション法としても使われる。

『The Vital Psoas Muscle』（Staugaard-Jones 2012, 編注：翻訳版『目醒める！大腰筋』医道の日本社刊）では、大腰筋と主要な呼吸筋である横隔膜が"太陽神経叢"で合わさると述べている。ここは、脊髄を保護する上位腰椎や臍の周辺である。チャクラ系では、第3のチャクラであるマニプラが存在し、呼吸はこの部位の必須要素である。身体的、感情的、精神的な要素がここで深くつながっている。チャクラの詳細については、5章で紹介する。

---

2 ｜ プラーナとアパーナは5つのヴァーユ（Vayu ＝風、流れ）のうちの2つである。ヨガでは、体の部位ごとに展開する呼吸を、5つのヴァーユに分けている。プラーナとアパーナのほかに、サマナ（臍の周辺）、ウダナ（喉の周辺を流れる上向きの呼吸）、ヴィヤナ（体全体の循環と拡張）がある。

呼吸の仕組み

呼吸は吸息と呼息の過程で、空気、体液、神経、エネルギーの細胞への流れを刺激する。その仕組みは多面的で自然に行われる。

ドーム型をしている横隔膜は、不随意運動をコントロールする自律神経の働きによって、収縮と弛緩を繰り返しながら胸郭内の圧力と体積を変化させている。吸息では、横隔膜が収縮して胸郭と肺が膨らむ。横隔膜は横隔神経から信号を受け取り、横隔膜の腱中心が刺激される。この部位は息を吸うときには収縮して引き下げられ、それによって胸郭内の体積が大きくなり、内圧が下がる。呼息ではこの逆で、胸郭内の体積が小さくなり、内圧が上がる。横隔膜はまさに、風船のように働く。

腹腔も同様に活動的である。吸息時に横隔膜が下がることによって、腹部が押し出される。

また呼息時は、元に戻ろうとする腹筋によって腹部も形を変える。ヨガではこれを「腹式呼吸」と呼び、胸郭、胸骨、腰椎に付着する筋肉は動かさない。一方、「胸式呼吸」は腱中心を動かさない。その他の筋も横隔膜を保持あるいは補助している。

声門とウジャイ

ウジャイ（海の呼吸）とは3つのパートからなる呼吸法である。空気を腹部に取り込み、続いて胸部中央、そして胸部上位の順に取り込む。息を吐くときは反対の順番で行う。喉頭の筋肉をやさしく収縮することで声門を狭め、海の波音のような摩擦音を生じる。ウジャイは体を温め、グラウディングを促す（神経を沈静化させる）呼吸であり、プラーナヤーマとして、アーサナ時の呼吸に用いられる。

横隔膜

DIAPHRAGM

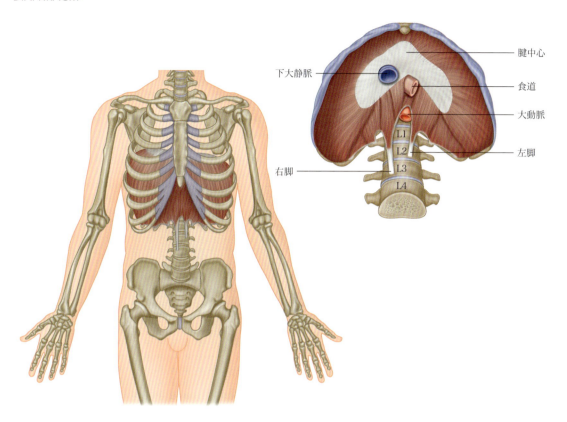

ギリシャ語
dia：横断する
phragma：仕切り、壁

起始
胸骨部：剣状突起内面
肋骨部：第7-第12肋骨の内側面と肋軟骨
腰椎部：内側部は第1-第3腰椎（L1-L3）、外側部は外側弓状靱帯

停止
腱中心

作用
胸郭の床をつくる。吸息時には腱中心を引き下げ、胸郭内の体積を大きくする。

神経支配
横隔神経（C3-C5）

機能
肺活量の60％を生む。

この筋をよく使うアーサナ
すべてのアーサナおよびプラーナヤーマ

ヴァジュラーサナ（p37）で横隔膜を図示。

斜角筋
SCALENI

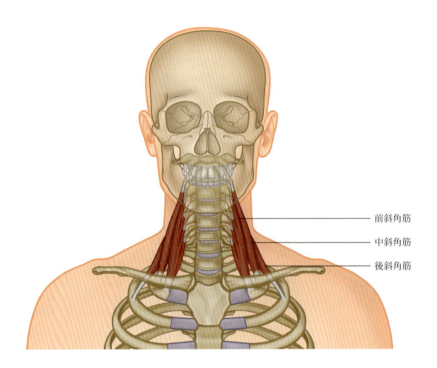

前斜角筋
中斜角筋
後斜角筋

斜角筋は、肋間筋とともに呼吸筋である。

ギリシャ語
skalenos：でこぼこの

ラテン語
anterior：前の、medius：中間の
posterior：後ろの

起始
頚椎の横突起

停止
前斜角筋・中斜角筋：第1肋骨
後斜角筋：第2肋骨

作用
両側：頚部の屈曲。強い吸息時に第1肋骨を挙上
片側：頚部の側屈・回旋

神経支配
頚神経前枝（C3–C8）

機能
斜角筋は主要な呼吸筋である。

筋短縮や筋拘縮時の問題
緊張した筋肉が腕神経叢と鎖骨下動脈を圧迫するため、頚、肩、上肢が痛む。

この筋をよく使うアーサナ
筋力強化：ヴァジュラーサナ、アパナーサナ、プラーナヤーマ
ストレッチ：頚部回旋。呼息時に胸郭を下げる動き。

ヴァジュラーサナ／正座／レベル1
Vajrasana

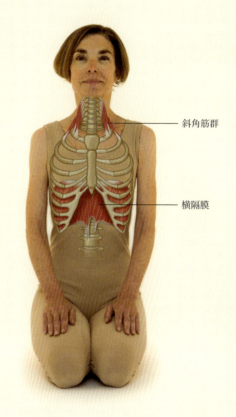

斜角筋群
横隔膜

vajra＝ダイヤモンド、雷

意識すること
呼吸、胸郭の広がり、センタリング、チャクラ

動きとアライメント
背すじを伸ばす、肩関節と肩甲骨は中間位、股関節と膝関節の屈曲。上半身の体重は坐骨の直上に置く。横から見たときに、耳、肩、骨盤が一直線上に並ぶようにする。

テクニック
坐骨を踵の上に乗せて正座をする（つま先はたたんでも伸ばしてもよい）。脊柱はまっすぐにする。自己を見つめたいときに行うとよい。

ヒント
これは多くのプラーナヤーマや瞑想にふさわしいポーズである。正座がつらい場合、ブロックやブランケットを坐骨、大腿と下腿の間に置くと膝の曲がりを緩めることができ、ストレスを減らすことができる。10分以上は行わないように気をつけること。

カウンターポーズ
プールヴォッターナーサナ

腹横筋

TRANSVERSUS ABDOMINIS

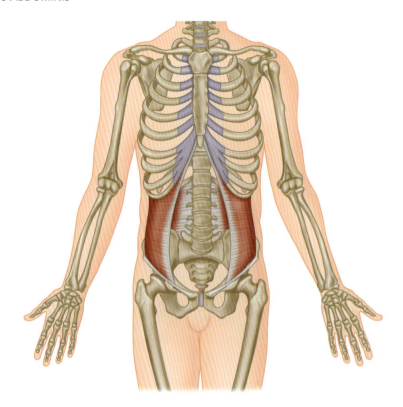

腹横筋は呼気の補助筋である。

ラテン語
transversus：横断する
abdominis：腹部の、胃の

起始
腸骨稜の前方3分の2、鼠径靭帯外側3分の1、第7-第12肋軟骨、胸腰筋膜

停止
腹直筋鞘

作用
腹腔内圧を高める、体幹の側屈

神経支配
肋間神経（T7-T12）、腸骨鼠径神経、腸骨下腹神経

機能
強制呼気のときに重要。よい姿勢を保つ。

筋力低下時の問題
腰椎の障害が起こりやすい。

この筋をよく使うアーサナ
筋力強化：アグニサーラのように強制呼気を使うアーサナ。ヴィダラーサナ、アド・ムカ・シュヴァナーサナ、チャトランガ・ダンダアーサナ
ストレッチ：ビティラーサナ、セツバンダーサナ、強制吸気

2. 呼吸筋

アグニサーラ／火の浄化／レベル1
Agni Sara

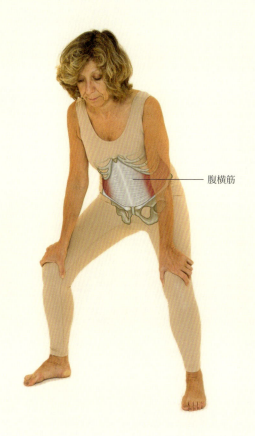

腹横筋

agni＝炎、sara＝本質

アグニサーラとは単なるポーズではなく、ダイナミックな浄化法である。

意識すること
呼吸、みずおち、力強さ、骨盤底（会陰）と直腸の挙上、腹部の引き締め。

動きとアライメント
脊柱の屈曲・伸展、肩関節と肩甲骨は中間位、肘関節の伸展、骨盤の傾き、股関節と膝関節のわずかな屈曲。膝はつま先と直線にそろえる。最初は脊柱を中間位、両肩は下げる。

テクニック
両足を肩幅に広げて立つ。両膝を曲げ、両手を膝に乗せて上半身を支える。腹筋群は吸息（脊柱の伸展）によって活性化され、呼息時（脊柱の屈曲）には収縮する。この腹筋群の動きを3～5回繰り返す。腹横筋は強制呼気とともに引き締められ、腹部を脊柱のほうに引く。"火"は第3チャクラのマニプラである太陽神経叢でつくられる。

ヒント
これはパワフルで動的なポーズで、体幹の中心を温め、体の内側に効果をもたらす。妊娠中や生理中、臍ヘルニア、循環器系疾患がある場合は、ごくやさしく行うこと（編注：これらの場合は禁忌とも考えられている）。このアーサナはどのタイミングで行ってもよいが、体を温める必要があるときは、最初か中間に行うとよい。

カウンターポーズ
タダーサナ

外肋間筋

INTERCOSTALES EXTERNI

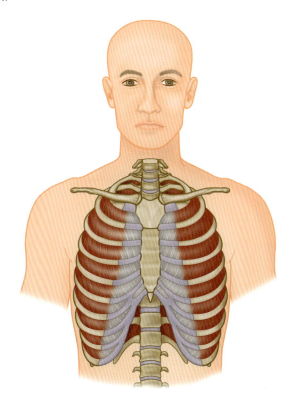

外肋間筋は斜角筋や内肋間筋とともに吸気の補助筋である。

ラテン語
inter：〜の間、costa：肋骨
extarni：外側の

外肋間筋の下部線維は外腹斜筋の筋線維と混ざることがあり、効果的に1つのつながった筋を形成することで、外肋間筋が肋骨の間に編み込まれている。左右11ずつある。

起始
肋骨下縁

停止
直下の肋骨上縁（筋線維の走行は斜め下方）

作用
さまざまな体幹の動きに合わせて筋収縮し、胸郭を安定させる。吸気時に肋骨を持ち上げ、胸郭内の容積を大きくする（この機能には反論もある）。呼吸時に肋間腔が飛び出したり、凹んだりするのを防ぐ。

神経支配
肋間神経（T1–T11）

この筋をよく使うアーサナ
筋力強化・安定化：ヴィラバドラーサナ1・2・3、トリコナーサナ、シルシャーサナ、バシスターサナ、ハイプランク、アド・ムカ・シュヴァナーサナ
ストレッチ：マツヤーサナ、強制吸気、プラーナヤーマ

内肋間筋
INTERCOSTALES INTERNI

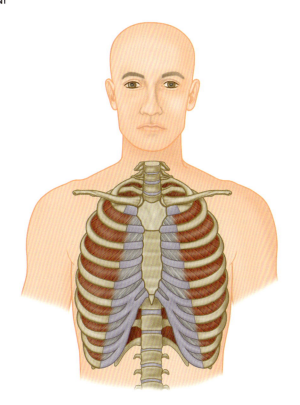

内肋間筋は斜角筋、外肋間筋とともに、吸気の補助筋である。

ラテン語
inter：〜の間、costa：肋骨
interni：内側の

内肋間筋の筋線維は外肋間筋の深層にあり、外肋間筋を斜めに横切るように走行する。左右11ずつある。

起始
肋骨上縁

停止
直上の肋骨下縁（筋線維の走行は斜め後方）

作用
さまざまな体幹の動きに合わせて筋収縮し、胸郭を安定させる。呼気時に肋骨を引き、胸郭内の容積を小さくする（反論もある）。呼吸時に肋間腔が飛び出したり、凹んだりするのを防ぐ。

神経
肋間神経（T1–T11）

この筋をよく使うアーサナ
筋力強化・安定化：ヴィラバドラーサナ1・2・3、トリコナーサナ、シルシャーサナ、バシスターサナ、ハイプランク、アド・ムカ・シュヴァナーサナ
ストレッチ：マツヤーサナ、強制吸気、プラーナヤーマ

ヴィラバドラーサナ1／英雄のポーズ1／レベル1

Virabhadrasana 1

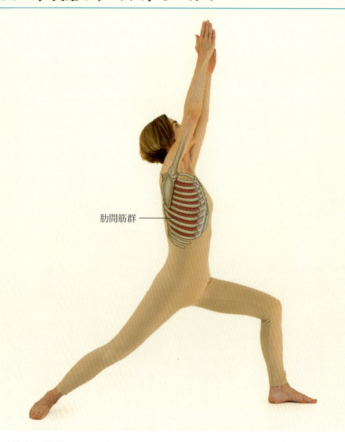

肋間筋群

Virabhadra＝インド神話の英雄

意識すること
呼吸、力強さ、ストレッチ、胸郭の開き、体幹の引き締め、視線（焦点）

動きとアライメント
脊柱の伸展、肩甲骨の挙上と下垂、股関節と膝関節の屈曲（前脚）、股関節と膝関節の伸展（後ろ脚）、骨盤は正中面に対して平行、前の膝関節は足関節の直上、後ろ足の角度は正中面に対して45度以内、前の踵は後ろの足底弓の中心と一直線にそろえる。

テクニック
タダーサナから、両手を腰に置き、片脚を後ろに下げ、前の膝関節を屈曲する。息を吸いながら図のように両手を上げる。目線は前か上とする。2つのバリエーションがある。1つは後ろ足を45度傾け、もう1つは後ろ足を前に向けて骨盤を前額面に対して平行にする（この場合はスタンスが狭い）。尾骨を下げて骨盤底を引き上げ、腹筋を引き上げて体幹を引き締める（編注：上のイラストでは、足の向きが異なる）。

ヒント
クラスの序盤で行う場合、体を温めるのに役立つ精力的なポーズであり、他のポーズへのつなぎとしても用いられる。呼吸に集中して力を入れすぎないようにすること。体幹を引き締めて腰を守ること。前の膝関節は前方に向けて、つま先を隠さないようにすること。後ろ足の外側縁を地面に押しつけ、地面からエネルギーを引き上げる。両足が基礎となる。

カウンターポーズ
タダーサナ（側屈を加える）

2. 呼吸筋

スカーサナ／安楽座／レベル1
Sukhasana

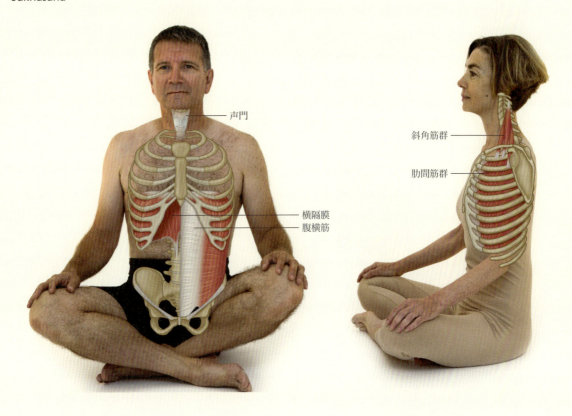

sukha ＝楽な、心地よい、幸福

意識すること
呼吸、安静、中心

動きとアライメント
背すじを伸ばす、肩関節と肩甲骨は中間位、股関節の屈曲と外旋、膝関節の屈曲、上半身の体重は坐骨の直上で左右均等に受ける。

テクニック
座位で脚を組む。背すじを伸ばし、両手を大腿部の上か膝の上、もしくは床まで伸ばす。

ヒント
これは瞑想や呼吸に適したすばらしいポーズで、クラスのどのタイミングで行ってもよい。特に、バランスや中心、調和について解説するために、最初の段階で行うとよい。ブロックやブランケットの上に座ることで、膝が股関節より下にくるように調節すると背すじを伸ばしやすくなり、股関節が硬い人も楽になる。痛みがあれば椅子に座ること。

カウンターポーズ
左右の脚を組み直す。両側を終えたら膝を伸ばして揺らす。

43

3 頭頸部の筋肉

現代社会におけるヨガは、人気のあるエクササイズであり、一部の集団では宗教的ですらあるが、古代からあるヨガの真の目的は、瞑想、本当の自分への気づき、我々の深くにある無限の本質との調和である。この統合された状態を得るためにアーサナやプラーナヤーマを行うのである。

頚部の筋肉が頭部を動かすのに必要なことは言うまでもないが、顔や頭の筋肉もそれに含まれるべきである。集中や感情、緊張を表す頭頸部の筋肉に親しむことが内なる平和を得る助けとなるだろう。ヨガを勉強する人が理解しやすいように、そのいくつかの筋肉をこの章で紹介する。それによって筋肉の働きや機序を深く学ぶことができるだろう。

筋肉の弛緩と収縮：運動単位

正しいポーズで心地よくヨガを実践するためには、筋肉を弛緩させることが非常に重要である。骨格筋は末梢神経の一部である体性神経につながっているため、随意的にコントロールすることができる。体性神経は末梢から中枢に感覚情報を運び、中枢から末梢に運動情報を運ぶ。それが随意的な筋肉のコントロールと関係している。

"運動単位"は運動ニューロン（1つの筋肉の中に多数存在する）とそれが支配するすべての筋線維のことであり、中枢神経と筋肉の働きを結んでいる。ニューロンがインパルスを伝えると筋肉が収縮し、インパルスが伝わらないときに筋肉は弛緩する。運動単位を静かな状態にする訓練を行うことで、筋肉をリラックスさせられるようになることがわかっている。

言い換えれば、意識をすれば内なるシグナルがインパルスを抑え、リラックスさせることができるということである。本章で紹介する頭部の筋肉が、休んでいるようにイメージすることで、緊張からの深い解放が得られる。これが精神の明瞭さにつながるのである。

後頭前頭筋

OCCIPITOFRONTALIS

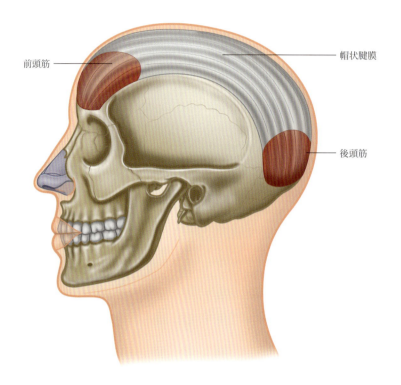

前頭筋　　帽状腱膜　　後頭筋

ラテン語
occiput：後頭部
frontalis：前頭部に関わる

後頭前頭筋は、前頭筋と後頭筋が頭蓋骨を包むヘルメット（ラテン語でgalea）のような帽状腱膜と呼ばれる腱膜でつながった筋である。

起始
後頭筋：後頭骨、最上項線
前頭筋：帽状腱膜

停止
後頭筋：帽状腱膜
前頭筋：眉と額の皮膚

作用
後頭筋：頭皮を後方に引く
前頭筋：頭皮を前方に引く

神経支配
顔面神経

基本動作
例：眉毛を上げる。

この筋をよく使うアーサナ
シムハーサナ

広頚筋
PLATYSMA

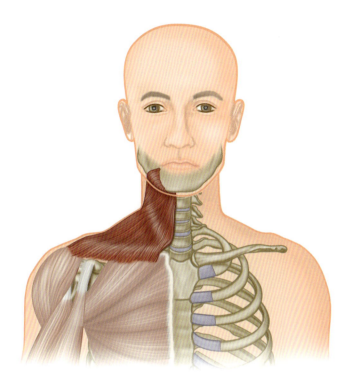

ギリシャ語
platys：広い、平坦

広頚筋は、例えば短距離走選手のレース時に視認することができる。

起始
胸筋筋膜（大胸筋と三角筋が重なっている筋膜）

停止
下顎骨下縁、顔面下部と口角の皮膚

作用
口角、下唇を下方に引く。頚部の皮膚を緊張させる。

神経支配
顔面神経

基本動作
例：驚きや恐怖の表情をつくる。

シムハーサナ／ライオンのポーズ／レベル1
Simhasana

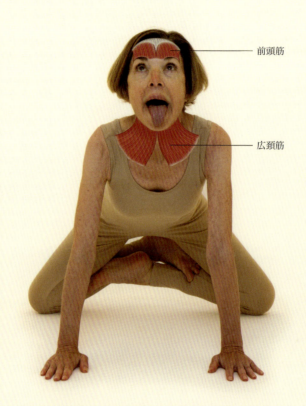

前頭筋

広頚筋

simha＝ライオン
simhasana＝玉座

意識すること
呼吸、胸と顔と呼吸の緊張をリリースする、3つの主要なバンダを締める。第4チャクラから第6チャクラに効果がある。

動きとアライメント
背すじを伸ばす、体位によっては股関節の屈曲、顔の表情をつくる。

テクニック
座位での瞑想のポーズから、鼻から深く息を吸い込み、舌を出しながら息を吐く。舌先は顎のほうに伸ばす。目を大きく見開き、目線は前か上（眉間）を見るように置く。息を吐くときに「ハー」と声に出したり、うなり声を出したりすることもある。

ヒント
もし体の動きを付け足すなら、スカアーサナ（安楽座）から始め、表情をつくりながら両手に体重を乗せ、図のように上半身を前に出す。両膝に体重がかかることに注意。クラスのどのタイミングで行ってもよい。

カウンターポーズ
スカーサナの流れで前脚を入れ替える場合、脚を伸ばしてから揺らしてほどく。

鼻筋

NASALIS

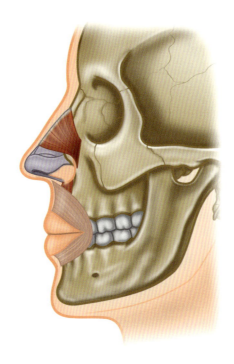

ラテン語
nasus：鼻

起始
上顎骨（前歯と犬歯の上）

停止
鼻翼軟骨、鼻背軟骨部

作用
鼻翼を下方に引く、鼻孔の収縮

神経支配
顔面神経

基本動作
例：鼻で強く呼吸する。

この筋をよく使う
プラーナヤーマ
ウジャイ、ナーディ・ショーダナ

パドマーサナ／蓮華座／レベル2
Padmasana

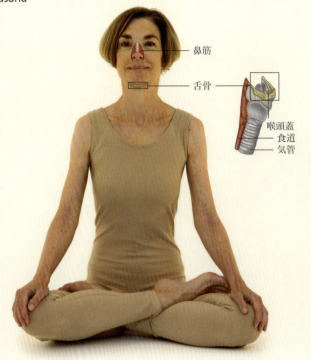

padma＝蓮華

意識すること
蓮華は創造の象徴や満開の象徴であり、このポーズは生命力を増進する。

動きとアライメント
背すじを伸ばす、肩甲骨は中間位、股関節の屈曲と外旋。膝関節の屈曲、足関節の底屈。中耳と肩と骨盤を一直線に並べる。

テクニック
スカーサナから始め、片方の足背を反対側の大腿部に乗せる（半跏趺坐）。両方の足を痛みなく組むことができれば蓮華座の完成である。

ヒント
この瞑想のポーズは股関節、膝関節、足関節への負担が大きい。半跏趺坐まで行い、足を交代する方法もある。クラスのどのタイミングで行ってもよいが、最後の静寂時または瞑想時に行うのが効果的である。

カウンターポーズ
ダンダーサナ

舌骨について

　舌骨は頚部の下顎と喉頭の間にある小さな骨である。鳥類の叉骨にも似ている。食道を囲み、舌の筋肉が付着する。他の骨との関節はない。嚥下したり話したりするときに、上下に動く。

　舌骨をここで取り上げる理由は、この骨の周囲の筋肉の位置や状態が緊張や消化に影響を与えるためである。舌骨は舌骨の前方と後方の筋肉をつなぐ。舌骨が正しい位置にあることで、胸鎖乳突筋と板状筋が正常に働くことができる。喉の上部を上後方にゆっくり引くことをイメージすると、頚部後面が伸ばされ、胸鎖乳突筋を始めとした頚部前面の筋肉とともにリラックスすることができる。そして、頚椎前面の深層にある頭長筋や頚長筋のような小さい筋肉も頚部を伸ばすという本来の働きが可能になる。

　まるで魔法のように感じるかもしれない。頭を宙に浮かせるようなヨガのポーズでは、これを行うことで、肩甲骨から不必要な緊張を除くことができる。上半身を反らしたときにも頚部を伸ばすように指導すると、この部位全体を正しい位置に留めるのを助ける。

3. 頭頚部の筋肉

側頭筋

TEMPORALIS

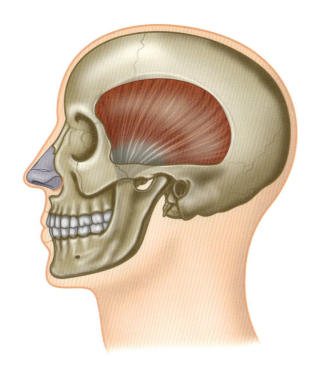

ラテン語
temporalis：頭の横に付属する

起始
頭頂骨、前頭骨、側頭骨を含む側頭窩

停止
下顎骨筋突起

作用
舌顎を引き上げ、後方に引く。下顎を左右に動かすときに補助する。

神経支配
三叉神経（下顎神経）

基本動作
例：食べ物を噛む。

この筋をよく使うアーサナ
シムハーサナ

主動筋と拮抗筋

　主動筋と拮抗筋については、1章で述べたが、ここでは、頚部の筋肉を例に主動筋と拮抗筋の説明をする。反対位置にある胸鎖乳突筋と板状筋は、動きによっては主動筋と拮抗筋であると言える。例えば、腹筋運動やヨガのアパナーサナでは、胸鎖乳突筋は重力に抗して頚部を屈曲する（求心性収縮）ことに対し、板状筋では逆に働き、伸展させる。体幹を元に戻すとき、胸鎖乳突筋は遠心性収縮によって頭が地面にぶつからないようにする。

　通常、伸筋群が求心性収縮によって頭を支えている場合（立位）、屈筋群は弛緩している。同様に、屈筋群が求心性収縮している場合、反対側の伸筋群は弛緩し、力の大きさによっては伸張する。主動筋は特定の関節運動を起こすために収縮する筋肉なので、反対側の筋肉が弛緩しなければならないことを忘れてはならない。

胸鎖乳突筋
STERNOCLEIDOMASTOIDEUS

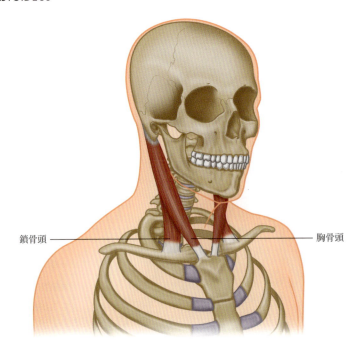

鎖骨頭　　　　　　　　　　　　　　　　胸骨頭

ギリシャ語
sternon：胸、kleis：鍵
mastoeides：乳の形をした

胸鎖乳突筋は2つの筋頭を持つひも状の筋肉である。出産時にこの筋肉が拘縮を起こすと、斜頚になることがある。

起始
胸骨頭：胸骨柄前面
鎖骨頭：鎖骨内側3分の1

停止
側頭骨の乳様突起、後頭骨の上項線

作用
両側：枕から頭を上げるときのように、頚部を屈曲しながら頭を前に出す。深い呼吸の際には胸骨と肋骨を引き上げ、呼吸を助ける。
片側：同側への頭部側屈。反対側への回旋。

神経支配
副神経と頚神経叢（C2-C3）

基本動作
例：肩越しに後方を見る。仰臥位から頭を持ち上げる。

損傷の原因
むち打ち症、筋肉の緊張

筋短縮や筋拘縮時の問題
頭痛、頚部痛、頭部安定の困難

この筋をよく使うアーサナ
筋力強化：アパナーサナ、トリコナーサナ
安定化：ダンダーサナ
ストレッチ：頚部の動き、ウシュトラーサナ、マツヤーサナのように見上げるポーズ

3. 頭頸部の筋肉

ダンダーサナ／杖のポーズ／レベル1
Dandasana

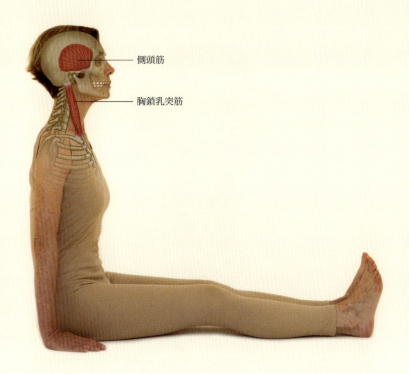

側頭筋
胸鎖乳突筋

danda＝杖、棒

意識すること
呼吸、拡張、長さ、安定、体幹の引き締め、エネルギーの流れ

動きとアライメント
背すじを伸ばす、肩関節と肩甲骨は中間位、股関節の屈曲、膝関節の伸展、足関節の背屈。体をL字にして、背すじと下肢はそれぞれまっすぐにする。横から見たとき、耳と肩と骨盤が一直線になるようにする。

テクニック
あらゆる座位のポーズから、坐骨を床につけて、両脚を前に伸ばして行うことができる。両手掌を床につけて背すじはまっすぐ伸ばし、両脚もそろえて伸ばす。骨盤底を引き上げる。

ヒント
膝関節への負担が大きい場合は、クッションを膝窩に敷くと和らぐ。ブランケットの上に座ると楽になる人もいる。膝が伸びているかどうかよりも、背すじがまっすぐであることの方が重要である。脊柱のアライメントが整然と連なっている状態をつくり、エネルギーの回路を開くことが目的である。ダンダーサナはクラスのどのタイミングで行ってもよいが、ハムストリングスをウォームアップしたいときに行うのがよい。

カウンターポーズ
アルダ・プールヴォッタナーサナ

頭板状筋、頚板状筋
SPLENIUS CAPITIS, CERVICIS

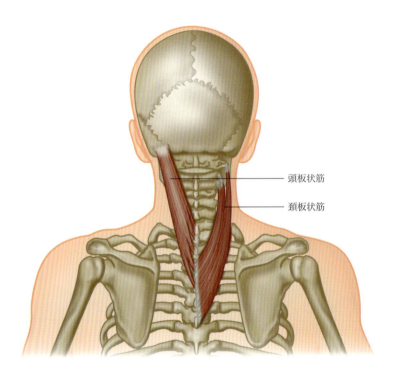

頭板状筋
頚板状筋

ギリシャ語
splenion：包帯

ラテン語
capitis：頭の、cervicis：頚の

起始
頭板状筋：項靱帯、第7頚椎から第4胸椎の棘突起（C7-T4）
頚板状筋：第3-6胸椎の棘突起（T3-T6）

停止
頭板状筋：乳様突起、上項線の外側部（後頭骨）
頚板状筋：第1-3頚椎の横突起（C1-C3）

作用
両側：頚部と頭部の伸展
片側：同側への側屈、回旋

神経支配
脊髄神経後枝

基本動作
例：見上げる、肩越しに後ろを見る。

損傷の原因となる動き
むち打ち症

筋短縮や筋拘縮による問題
頭痛、頚部痛

この筋をよく使うアーサナ
筋力強化：頚部の伸展が重要な立位と座位のポーズ、頭と脊柱を直線上に保ったまま行う前屈運動、ヴィラバドラーサナ1のような頭を上に向けるポーズ
ストレッチ：頚部回旋、顎を胸につけるような動き

3. 頭頚部の筋肉

タダーサナ／山のポーズ／レベル1
Tadasana

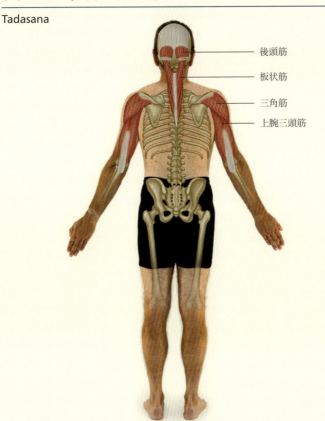

後頭筋
板状筋
三角筋
上腕三頭筋

タダーサナはすべての立位のアーサナの基礎であり、最も重要である。じっくり時間をかけて、バランスがとれているか、姿勢はよいか、安定感はあるか、精力的に行えているかなどに気を配りながら、このアーサナを身につけたい。体の後面にある筋肉のほとんどは、関節の中間位を保持するために使っている。その効果を最大限に得るために、脊柱に関連する7つのチャクラをイメージしながら、本書表紙のような上向きの礼拝を行ってほしい。

tada＝山

意識すること
呼吸、力強さ、姿勢、バランス、中心、土台、自己を見つめる

動きとアライメント
背すじを伸ばす。肩関節は中間位、肩甲骨の下垂と下方回旋。肘関節の伸展と回外、手関節の伸展。骨盤と股関節は中間位。膝関節の伸展、足関節は中間位、足趾を伸ばす。耳、肩、骨盤、膝、外果を一直線にする。

テクニック
両足を骨盤の幅（骨盤前面の直下）に開いて、平行にして立つ。足部が土台となるので、母趾球、外側部、踵をしっかりと地面につける。このポーズでは足弓、膝蓋骨、骨盤底、腹筋群、脊柱から頭部まで、というように下から上に向かって引き上げるようにイメージする。これはすべて空間とエネルギー、呼吸を生み出すためである。

ヒント
膝、胸郭、舌骨をリラックスさせる。目を閉じて、地球から空に向かって流れる上向きのエネルギーを感じる。山の頂上にいる感覚ではなく、安定感やバランスのとれた感覚を意識する。肩甲骨、仙骨、踵を壁につけながらこのアーサナを試すこともできる。

カウンターポーズ
スーリャ・ナマスカーラ（太陽礼拝）：タダーサナから始まり、上向きの礼拝（本書表紙）、スワンダイブからウッタナーサナ、アルダ・ウッタナーサナ、またウッタナーサナに戻り、リバース・スワンダイブで体幹を引き上げ、上向きの礼拝、そして両手を合わせて（アンジャリ・ムードラ）、タダーサナで終わる。

4 脊柱の筋肉

脊柱の機能

　主要なチャクラがある脊柱は、力学的にもエネルギー的にも体の中心である。

　脊柱はすべてのアーサナにおいて機能し、シャヴァーサナのように脱力していても、エネルギーと体の情報を調整している。また、立位、座位、立て膝、後屈、逆立ちなどのあらゆるポーズで、上半身と頭部を支えてバランスをとっている。さらに、上肢と下肢をつなぎ、脳へとつながる脊髄を守る。胸椎は肋骨とともに心臓と肺を守り、腰椎と仙骨部はその他の臓器と生殖器を守る。

　脊柱の保持と動きを司る筋肉は、頚椎、胸椎、腰椎、仙椎（この部位の動きは非常に小さい）の4つの部位ごとに分けられる。なお、尾骨は椎骨が癒合しているために動かないが、座ったときに体重が乗るため、保持と保護の役割がある。進化の過程における尻尾の名残りとして考えられているヒトの尾骨は、主に骨盤底筋や靭帯が付着する部位としての役割もある。

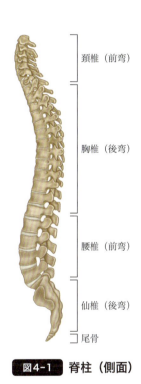

図4-1 脊柱（側面）

脊柱の働き

椎骨が連なって構成されている脊柱は屈曲、伸展、側屈、回旋の動きができる。

頚椎：頚椎は脊柱でいちばんよく動く部位として考えられており、前弯によって頭の重さを支えている。環椎（C1）、軸椎（C2）の関節はいくつかの制限がある。環椎後頭関節（頭蓋骨とC1の間）は、屈曲と伸展とわずかな側屈が起こり、回旋はできない。環軸関節（C1とC2の間）は主に回旋を担う。他の頚椎（C3-C7）は3つの軸で動くことができる。

ヨガのポーズの主たる目標は、体の中に空間をつくることであり、縮めることではない。そのため筆者は生徒に、頚部を伸展させるときは「椎骨を圧迫しないように、伸ばしなさい」と指導している。

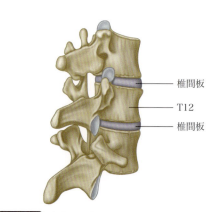

図4-3 胸椎の連結

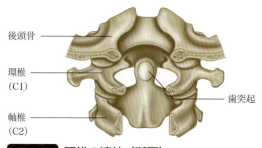

図4-2 頚椎の連結（断面）

胸椎：胸椎は12の椎骨がつくる、脊柱において最も長い部位である。バックベンド（図4-4のような動き）には注意が必要である。下位胸椎の棘突起が下を向き、バックベンドを行ったときに棘突起が上下の棘突起に触れることがある。ヨガの指導者が理解しておかなければならないのは、骨と骨がぶつかるほど曲げてはならないということである。

ほとんどの人の胸椎は自然に後弯しており、バックベンドはその逆の動きである。バックベンドは、上位胸椎と脊柱の前弯部（腰椎と頚椎）の助けによって可能となる。バックベンド時に脊柱を支え、体の前面を開くようにするためには、適切な筋肉を働かせなければならない。そのためには適切な指導が求められる。脊柱の"長さ"を感じながら行うと、負担が少なく、椎間板を守ることができる。

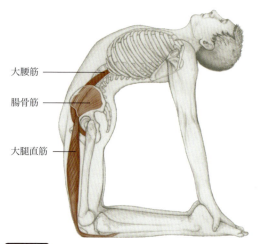

図4-4 ウシュトラーサナ

▶ラクダのポーズ（レベル1、2）。脊柱に沿った筋肉がバックベンドを支え、図中の筋肉は伸ばされる。膝と直線的に並ぶ骨盤の位置、頭の重さを支えている頚椎部に意識を向ける。

腰椎：腰椎は最も厚いものを含む、5つの椎骨から成る。その形状から、回旋運動に制限がある。棘突起は大きく、椎間関節は回旋を制限する向きになっている。脊柱の回旋運動を行う場合、この知識は重要である。

ヨガで起こる腰部の損傷は、胸椎よりも腰椎を回旋させようとしたときに起こる。脊柱の屈曲位での過度なストレッチもリスクが高い。

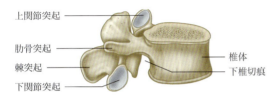

図4-5 第3腰椎（L3）側面図

仙椎：思春期が終わる頃までに、4から5つの椎骨が癒合して仙骨を形成し、何年もかけて硬化しながら体重を支えていく。仙椎自体は動かないが、仙骨と骨盤のつなぎ目（仙腸関節）はわずかに動く。出産時には自然にリラキシンというホルモンが分泌されて関節を保持する靭帯が緩む。

靭帯は簡単には元の長さに戻ろうとしないので、ヨガのオーバーストレッチ（例：パスチモッタナーサナ）では、仙腸関節に違和感を覚える可能性もある。炎症や痛みによってこの部位は不安定になる。長時間座ることも悪影響を与える。

骨盤の動きには前傾（仙骨基部の前方への動き）と後傾（仙骨基部の後方への動き）がある。これらの動きは骨盤の回旋や傾きに伴って起こる場合もあるが、基本的には別の動きであることに注意したい。

仙骨部はほとんど動かないものの、炎症を起こす可能性はある。難しいヨガのポーズでみられ、強い前屈、回旋、開脚、後屈を伴うポーズには十分に注意が必要である。

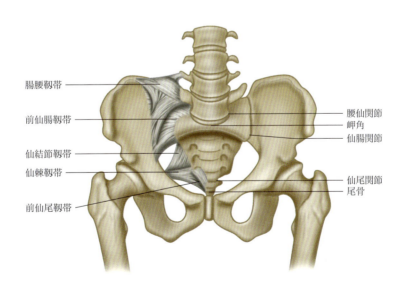

図4-6 骨盤と仙腸関節周囲の靭帯

プラサーリタ・パドゥッターナサナ／立位開脚前屈／レベル1
Prasarita Padottanasana

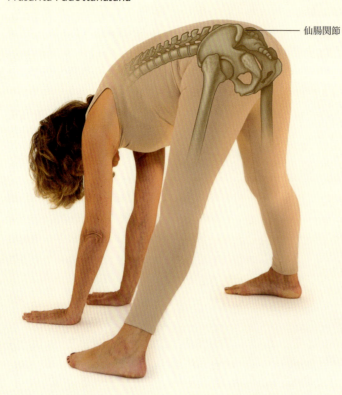
仙腸関節

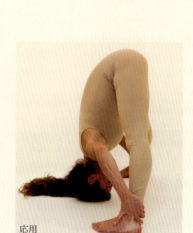
応用

prasarita＝広げる、pado＝足 tan＝拡大

意識すること
呼吸、拡大、長さ、ストレッチ、沈静化、自己観察

動きとアライメント
背すじを伸ばす、肩甲骨は中間位、股関節の屈曲と外転、膝関節の伸展、ハムストリングスと下腿三頭筋のストレッチ、仙腸関節を広げる、股関節屈曲に伴い骨盤上部を前方に移動させる。

テクニック
タダーサナでマットの長辺に向かって立つ。両足を肩幅よりも広く、脚1本分の距離で開く。両手は腰骨に当て、息を吸いながら胸を上げ、息を吐きながら股関節から前屈する。脊柱が床と平行になったらもう一度呼吸し、体幹を伸ばしながら引き締める。さらに息を吐きながら完全に前屈し、両手はブロックか床につける。足底から大地のエネルギーを感じ、大腿四頭筋を引き締めてハムストリングスをストレッチする。

ヒント
このポーズは前屈した後からのバリエーションがたくさんある。開脚したアド・ムカ・シュヴァナーサナ、スパインツイスト、ハイランジを足すとより効果が上がる。立位のアーサナをいくつか終えた後に行うポーズである。

カウンターポーズ
両手を腰に当て、バックベンドしてタダーサナに戻る。

脊柱は体の中心であるように、ヨガの中心でもある。

脊柱起立筋
ELECTOR SPINAE (SACROSPINALIS)

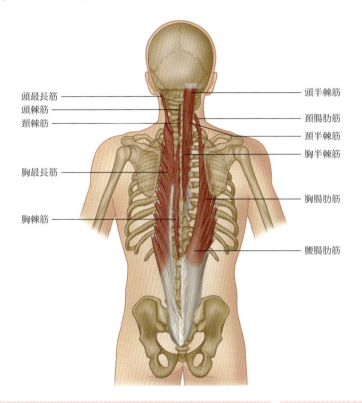

ラテン語
erigere：立つこと
spinae：脊柱の
sacrum：神聖な
spinalis：脊柱の

脊柱起立筋は3つの筋群から成る。外側から内側の順に腸肋筋群、最長筋群、棘筋群がある。

起始
仙骨、腸骨稜、椎骨の横突起と棘突起、肋骨

停止
肋骨、椎骨の横突起と棘突起、側頭骨

作用
脊柱の伸展と側屈、座位と立位で脊柱の正常な弯曲の維持を助ける、歩行時に骨盤の上に脊柱を安定させる。

神経支配
脊髄神経後枝

基本動作
例：脊柱をまっすぐに保つ。

損傷の原因
むち打ち症、背中を丸める、膝を曲げずに重い物を持ち上げる動作。ヨガでは、通常よりも過伸展するポーズや大きい屈曲位（パスチモッタナーサナ）など。

筋短縮や筋拘縮時の問題
頭痛、頚部痛

この筋をよく使うアーサナ
筋力強化：ヴィラバドラーサナ1・2・3のような、重力に拮抗して脊柱を伸展させる座位と立位のポーズ、バックベンド、パリガーサナ、トリコナーサナ、ウッティタ・パールシュヴァコナーサナ、ヴィパリータ・ヴィラバドラーサナ、すべての側屈のポーズ。立位に戻るときのタダーサナ
ストレッチ：バラーサナ、ハラーサナ、サイドベンド

ヴィラバドラーサナ2／英雄のポーズ2／レベル1

Virabhadrasana 2

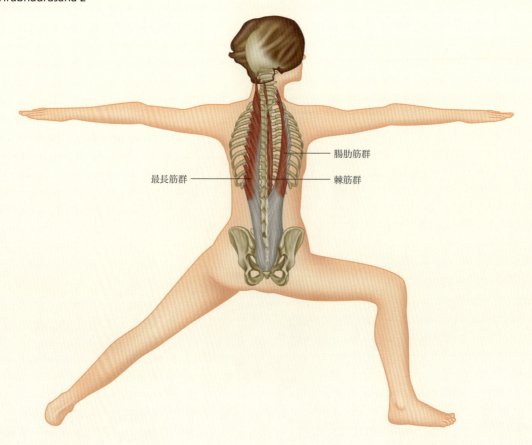

腸肋筋群
最長筋群
棘筋群

Virabhadra＝英雄、インドの伝説の超人

意識すること
呼吸、空間、力強さ、ストレッチ、胸郭の開き、バランス、開放感、結束

動きとアライメント
背すじを伸ばす、肩関節の外転、肩甲骨の安定、股関節と膝関節の屈曲（前脚）、股関節の伸展と外転、膝関節の伸展（後ろ脚）。骨盤を開き、前の膝は足首の直上に、後ろ足の向きは前足から90度回転、前足の踵は後ろ足と一直線にする（訳注：さまざまバリエーションがある）。

テクニック
タダーサナから、両手を腰に置く。片足を後ろに下げ、前脚を曲げ、図のような姿勢をとる。息を吸いながら、両腕を横から図の位置まで上げる。目線は前の手を超えて、まっすぐ前をしっかりと向くようにする。体幹を引き締めて、骨盤底を引き上げる。

ヒント
体のバランスをつくる力強いポーズで、クラスの前半から中盤において行う。このポーズはヴィラバドラーサナ1やトリコナーサナのつなぎでもある。呼吸、エネルギー、背すじを伸ばすことに集中する。腹部を引き上げて骨盤を立たせることで、腰椎を守る。前の膝は、つま先を隠さない位置でまっすぐ前を向かせ、股関節はわずかに外旋させる。後ろの足底外側に力を入れて、地面からエネルギーを引き上げる。足が基礎となる。

カウンターポーズ
反対側も同様に行ってから、タダーサナもしくはプラサーリタ・パドゥッターナーサナを行う。

頭半棘筋、頚半棘筋、胸半棘筋
SEMISPINALIS CAPITIS, CERVICIS, THORACIS

半棘筋を含む横突棘筋は、脊柱起立筋よりも深層にある3つの筋群が合わさったものである。浅層から深層の順に、半棘筋、多裂筋、回旋筋がある。これらの筋線維は横突起から上位の棘突起に向けて上向きに走行している。まとめて深層の固有背筋と呼ばれることがある。これらの筋肉の働きは、わずかな側屈を伴う回旋と伸展である。

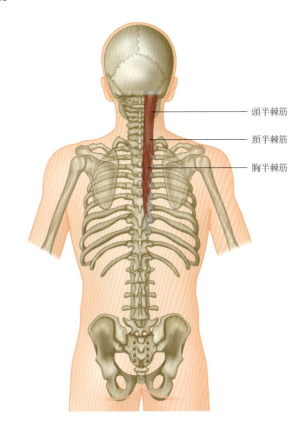

頭半棘筋
頚半棘筋
胸半棘筋

ラテン語
semispinalis：半分の棘
capitis：頭の、cervicis：頚の
thoracis：胸の

起始
頚椎と胸椎の横突起（C1-T10）

停止
後頭骨の上項線、頚椎と胸椎(C2-T4)の棘突起（C2-T4）

作用
頭半棘筋：頚椎の伸展、回旋の補助

頚半棘筋・胸半棘筋：頚椎と胸椎の伸展、頚椎と胸椎の回旋の補助

神経支配
脊髄神経後枝

基本動作
例：見上げる、後ろを振り向く。

損傷の原因
むち打ち症、ヨガでは頚椎と胸椎の強い伸展と回旋を伴うポーズ

この筋をよく使うアーサナ
筋力強化：ブジャンガーサナ、シャラバーサナ、マツヤーサナ、ツイストの動きを含むすべてのアーサナ、ヴィラバドラーサナ3
ストレッチ：バラーサナ、ハラーサナ、スパインツイスト

ブジャンガーサナ／コブラのポーズ／レベル1
Bhujangasana

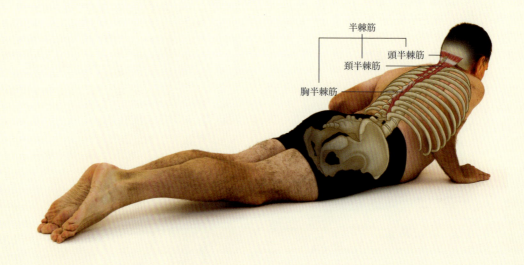

bhujanga＝毒ヘビ

意識すること
呼吸、力強さ、ストレッチ、体幹の引き締め、心臓と肺の拡張（第4チャクラ）

動きとアライメント
脊柱の伸展、肩関節の伸展と屈曲、肩甲骨の内転、股関節の伸展、体幹と下肢の引き締め、両手は肩の真下に置く。

テクニック
伏臥位で両手と肘を胸郭の横につける。両下肢はそろえて伸ばし、足は床に押しつける。体幹を引き締めて腰椎を保護する。骨盤はマットにつけながら、上半身を持ち上げる。目線は前を見る。両手で床を押すのではなく、脊柱の伸筋群を収縮させること。

ヒント
アルダ・ブジャンガーサナを最初に行い、両手を床から離して、腕の力ではなく脊柱の伸筋群がしっかりと働いていることを確認する。それができたら、両手を押しつけて、体幹を引き締めたまま胸腹部のストレッチを強める。このポーズは基本的な後屈のポーズで、太陽礼拝やさらに難しいポーズへのウォームアップとして使う。腰椎に問題がある場合は、両足を開くと上半身を起こしやすくなる。

カウンターポーズ
バラーサナ

多裂筋
MULTIFIDUS

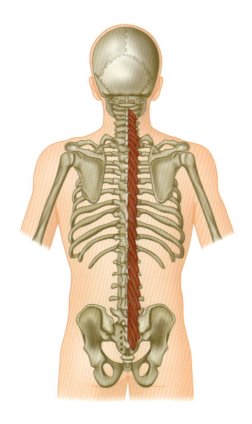

ラテン語
multi：多数
findere：分裂させること

多裂筋は横突棘筋の一部で、棘突起から横突起に向けて走行する。

起始
後仙骨孔と上後腸骨棘の間、腰椎の乳頭突起、胸椎の横突起、頚椎（C4–C7）の関節突起

停止
起始部から2〜4つ上の棘突起

作用
椎間関節の安定。脊柱の伸展、側屈、回旋

神経支配
脊髄神経後枝

基本動作
例：アーサナ時の脊柱の安定とよい姿勢の維持

損傷の原因
膝関節を屈曲せず、あるいは背すじを伸ばさずに持ち上げる動作を行う。荷物を体から離して持ち続ける。ヨガでは、過度な屈曲やねじりを伴うポーズ。

この筋をよく使うアーサナ
脊柱の安定：立位、立て膝、座位、後屈、ねじりに関わるすべてのアーサナ

回旋筋
ROTATORES

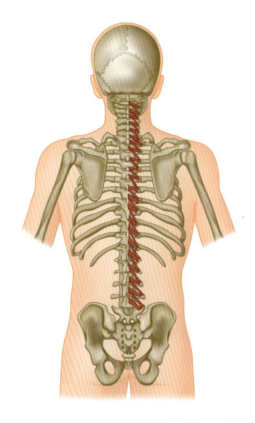

ラテン語 rota：車輪 回旋筋は横突棘筋の最深層の筋肉である。 **起始** 椎骨の横突起 **停止** 1つ上の椎骨の棘突起基部 **作用** 脊柱の回旋、伸展補助	**神経** 脊髄神経後枝 **基本動作** 立位や座位におけるアーサナ時の脊柱の安定とよい姿勢の維持 **損傷の原因** 膝関節を屈曲せず、あるいは背すじを伸ばさずに持ち上げる動作を行う。荷物を体から離して持ち続ける。ヨガでは、過度な屈曲やねじりを伴うポーズ。	**この筋をよく使うアーサナ** **脊椎の安定**：立位、立て膝、座位、後屈、ねじりに関わるすべてのアーサナ

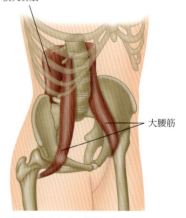

脊柱を安定させる腰部の筋

腰方形筋
QUADRATUS LUMBORUM

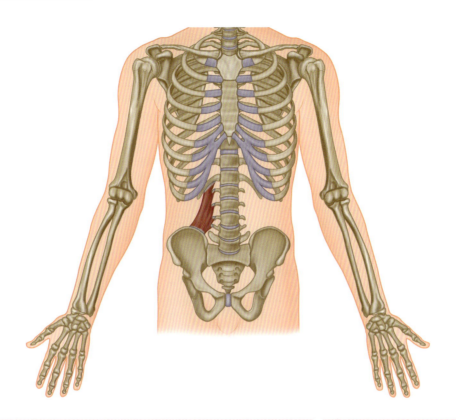

ラテン語
quadratus：4辺を持つ
lumborum：腰の

腰方形筋は固定筋である

起始
腸骨稜、腸腰靱帯（第5腰椎から腸骨につく靱帯）

停止
第12肋骨、第1−第4腰椎の肋骨突起（L1-L4）

作用
脊柱の側屈、深い呼吸時の第12肋骨の固定（例：声量コントロール時の横隔膜の補助）、腰椎伸展の補助

神経支配
腰神経叢（T12、L1-L3）

基本動作
例：座位で側屈しながら床の上の物を取る。

損傷の原因
急激な側屈、側屈の状態で物を持ち上げる。

筋短縮や筋拘縮の問題
腰痛、股関節痛、殿部痛

この筋をよく使うアーサナ
筋力強化：バラドヴァージャーサナ、ヴィパリータ・ヴィラバドラーサナ、パリガーサナ、ウッティタ・パールシュヴァコナーサナ
ストレッチ：側屈を伴うタダーサナ、ハラーサナ

バラドヴァージャーサナ／賢者のねじりのポーズ／レベル１
Bharadvajasana

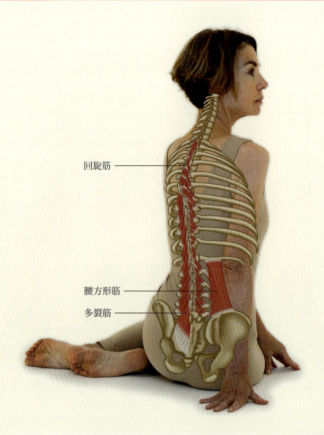

回旋筋
腰方形筋
多裂筋

Bharadvaja＝伝説の賢者

意識すること
呼吸、ストレッチ、浄化、解放

動きとアライメント
背すじを伸ばす、脊柱の回旋、肩関節と肩甲骨の安定、肘関節の伸展、股関節と膝関節の屈曲、四肢と骨盤のしっかりとしたサポート

テクニック
両足を片側に引き寄せて座る。体幹を引き締めながら、脊柱を起こして膝から離すようにねじる。片手を外側の膝付近に置き、もう片方の手を体の後ろの脊柱の下付近の床に置く。視線はねじる方向に移動させて頚部を守る。

ヒント
簡単なねじりのポーズであるバラドヴァージャーサナは、ウォームアップの後やクールダウンの前に行う。脊柱はまっすぐなアライメントを保ったままねじることが望ましい。骨盤の下にブランケットを敷くと楽に行うことができる。また、ねじる側の下に置くことで、腰椎への負担を減らすことができる。両腕と両脚を使って行う他のバリエーションもある。

カウンターポーズ
バッダ・コナーサナ

4. 脊柱の筋肉

外腹斜筋、内腹斜筋
EXTERNAL AND INTERNAL OBLIQUES

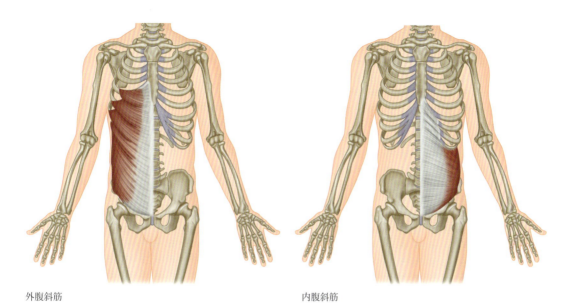

外腹斜筋　　　　　　　　　　　内腹斜筋

ラテン語
obliquus：斜め、傾いた

外腹斜筋の後部線維は通常、広背筋と重なっている。腸骨稜の上に腰三角と呼ばれる部位ができる。腰三角は、腹壁では弱い部分となる。内腹斜筋は体幹の運動と安定のための筋肉であると考えられている。

起始
外腹斜筋：第5-第12肋骨
内腹斜筋：腸骨稜、鼠径靱帯の外側3分の2、胸腰筋膜

停止
外腹斜筋：腸骨稜、腹直筋鞘
内腹斜筋：第10-第12肋骨、腹直筋鞘

作用
腹壁を形成して内臓を保護、脊柱の屈曲補助
外腹斜筋（片側）：体幹の側屈と反対側への回旋
内腹斜筋（片側）：体幹の側屈と同側への回旋

神経支配
外腹斜筋：肋間神経（T5-T12）
内腹斜筋：肋間神経（T10-T12）、腸骨鼠径神経、腸骨下腹神経

基本動作
例：シャベルで穴を掘る、体幹をねじる。

筋力低下による問題
腰椎の損傷を起こしやすい。

この筋をよく使うアーサナ
筋力強化：脊柱の側屈、屈曲、回旋を伴うアーサナ、トリコナーサナ、パリガーサナ、ウッティタ・パールシュヴァコナーサナ、アルダ・マッチェンドラーサナ、パリヴリッタ・トリコナーサナ、パリヴリッタ・ジャヌ・シルシャーサナ、バッダ・パールシュヴァコナーサナ

ストレッチ：サイドベンド、セツバンダーサナ

腹直筋
RECTUS ABDOMINIS

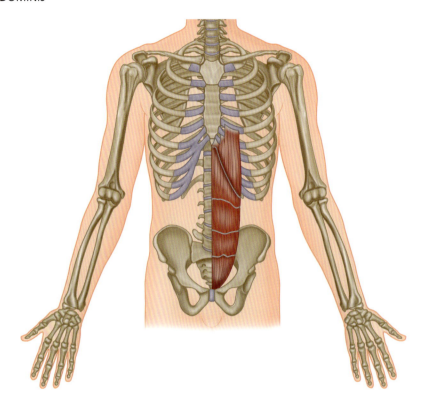

ラテン語
rectus：直線
abdominis：腹部の

腹直筋は腱画によって3〜5の筋腹に分けられ、腱膜（腹直筋鞘）によって包まれている。それらの腱膜が正中で合わさって白線をつくる。腹直筋の前下部には錐体筋があり、白線を引き締める。アスリートの腹筋は錐体筋と腹直筋によって割れたように見える。

起始
恥骨稜、恥骨結合

停止
剣状突起、第5-7肋軟骨

作用
体幹の屈曲、胸郭の下垂、骨盤の固定

神経支配
肋間神経（T5-T12）

基本動作
例：低い椅子から立ち上がるときの初動、仰臥位から上半身を起こす動き。

筋力低下による問題
腰椎の損傷

この筋をよく使うアーサナ
筋力強化：トリコナーサナ、アパナーサナ、ナヴァーサナ、アグニサーラ、ウトゥカターサナなど、腹直筋を脊柱の固定に使うアーサナ。ヴィラバドラーサナ3、ヴリクシャーサナなど、片足立ちで脊柱と骨盤を支えるアーサナ
ストレッチ：セツバンダーサナ、バックベンド

トリコナーサナ／三角のポーズ／レベル1
Trikonasana

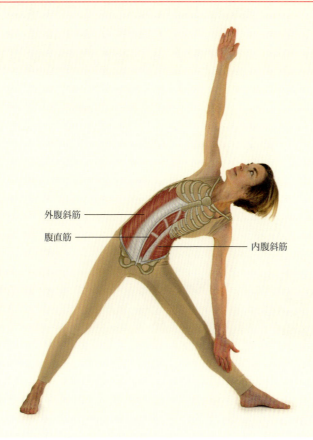

trikona＝3つの角、三角形

意識すること
呼吸、力強さ、ストレッチ、拡張、バランス、保持、刺激、力、治癒、中心

動きとアライメント
背すじを伸ばす、肩関節の外転、肩甲骨の安定、肘関節と手関節の伸展、体幹の引き締め、骨盤の安定、股関節の屈曲と外旋（前脚）、股関節の伸展と外転（後ろ脚）、膝関節の屈曲と伸展、足関節の内反（後ろ足）。両肩は一列にして、前の踵は後ろ足の中央と合わせる。

テクニック
両手を腰に置いたタダーサナから、片足を後方に引き、ヴィラバドラーサナ2へ。前脚の膝関節を伸展し、骨盤を中央に置く。体幹を引き締め、骨盤底を引き上げる。骨盤を後ろに押し出しながら、前側の腕と体幹を横に倒す。手を空に伸ばしつつ、倒した手を脚もしくは台の上に置く。頭は脊柱と一直線にする。この状態を1分間保つ。

ヒント
2つの"面"に挟まれているように体を伸ばす。これを感じるために、最初は背中を壁につけて行うとよい。頚部に負担がかからなければ、目線は上の手を向く（手を上げずに仙骨に置いてもよい）。特に後ろ脚のハムストリングスが伸ばされるため、膝を緩めると緊張を少し和らげることができる。息を吸いながら体を持ち上げて元に戻り、反対側も行う。このアーサナは、体の中心を再確認する意味でクラスの中間に行うとよい。

カウンターポーズ
ヴィパリータ・ヴィラバドラーサナ

アパナーサナ／ガス抜きのポーズ／レベル1
Apanasana

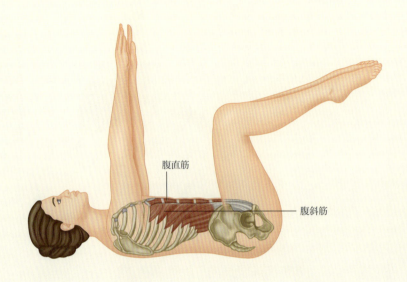

アパナーサナは主に腹直筋を使う。ピラティスの"ハンドレッド"と似ている。

apa＝離れる、apana＝5つのヴァーユのうちの1つ。

意識すること
呼吸、体幹と頚部の力強さ、消化、排泄

動きとアライメント
背すじを伸ばす、肩関節と肩甲骨の安定、股関節の屈曲、膝関節の屈曲、膝関節は股関節の直上にもってくる

テクニック
仰臥位で膝関節を屈曲し、下腿を上げる。基本的に両手は膝関節の上に置く（編注：上のイラストは手を伸ばしたバージョン）。息を吸い、吐きながら脊柱を屈曲して鼻先と膝関節を近づける。息を吸いながら両脚を伸ばし、息を吐きながら下腿を上げる。これを3〜4回繰り返す。

ヒント
腹直筋を使って体幹を屈曲させ、胸鎖乳突筋を使って頚部を屈曲させる。殿筋と脊柱起立筋がストレッチされる。このポーズはクラス前半に体幹のウォームアップとして行うか、最後のシャヴァーサナの直前に行うとよい。

カウンターポーズ
シャヴァーサナ

4. 脊柱の筋肉

大腰筋
PSOAS MAJOR

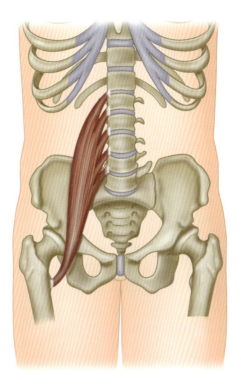

ギリシャ語
psoa：腰の筋肉

ラテン語
major：大きい

大腰筋と腸骨筋（腸腰筋）は、その部位と内臓を守る働きから後部腹壁の一部として考えられている。股関節の屈曲（大腰筋は腸骨筋より弱い）という主要な作用からすると、8章（殿筋）で紹介すべきかもしれない。また、大腰筋は腰椎に付着していることから体幹の深層筋（5章）でもある。大腰筋の上部線維の一部は、小腰筋として腸恥隆起に長い腱を停止させるが、その働きはわずかであり、ヒトの約半数はこの筋肉を持たない。

大腰筋の両側が拘縮すると腰椎の前弯が強くなり、使い過ぎやその逆によっても問題の原因となる。

起始
第12胸椎と腰椎（T12–L5）の椎体・椎間円板、腰椎の肋骨突起

停止
大腿骨小転子

作用
股関節の屈曲（例：サッカーボールを蹴る動き）、停止部からの働きは体幹の屈曲補助。腰椎と股関節の安定。

神経支配
腰神経叢（L1–L4）
小腰筋は L1–L2

基本動作
例：階段や坂道を上がる。

損傷の原因
強い固定筋であること、腰椎と骨盤の2関節筋であることによる使い過ぎ。長時間座るなどして使わないことも大腰筋の短縮を引き起こす。

この筋をよく使うアーサナ
すべての立位のアーサナ
筋力強化：ナヴァーサナ、ヴィラバドラーサナ1・2・3、ヴィパリータ・ヴィラバドラーサナ、アラナーサナ（ランジ、前脚の筋力強化）
ストレッチ：アンジャネヤーサナ、ヴィラバドラーサナ、アラナーサナ（後ろ脚）

73

ヴィパリータ・ヴィラバドラーサナ／リヴァース・ウォリヤー／レベル1
Viparita Virabhadrasana

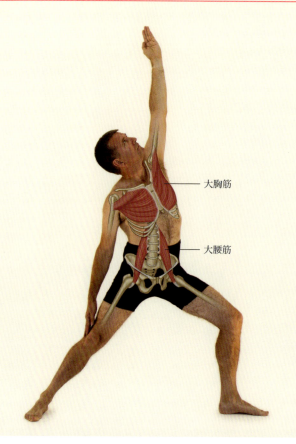

viaprita＝逆さまの、逆の
Virabhadra＝英雄の名前

意識すること
呼吸、ストレッチ、力強さ、胸郭の拡張、骨盤の安定、循環

動きとアライメント
体幹の側屈、肩関節の外転・内転、肩甲骨の安定、肘関節と手関節の伸展、股関節の屈曲・伸展・外転、膝関節の屈曲・伸展
（下半身はヴィラバドラーサナ2と同様）

テクニック
ヴィラバドラーサナ2から、逆向きになる。足底をしっかり地面につけ、両脚を固定する。難易度を高くするには、ランジを深めて後方の手を背面に回す。上半身を後方にストレッチするように、体幹と骨盤底を引き上げる。

ヒント
ヴィラバドラーサナとトリコナーサナの逆向きのポーズで、後屈よりも側屈として行う。息を吸うときは力強く、吐くときは穏やかに。

カウンターポーズ
ウッタナーサナ

アラナーサナ／ハイランジ・高い三日月のポーズ／レベル 1、2
Alanasana

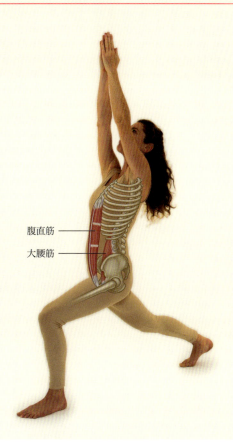

腹直筋
大腰筋

本章で紹介した筋肉（股関節と膝関節も含む）をすべて使用する典型的なアーサナである。アラナーサナは筋力強化（前脚）や大腰筋のストレッチ（後ろ脚）に非常に効果的である。

Alana＝シヴァ神の使い

意識すること
呼吸、力強さ、ストレッチ、保持、体幹、バランス、エネルギー、視線（焦点）

動きと姿勢
背すじを伸ばす、肩関節の屈曲、肩甲骨の安定、股関節の屈曲と伸展、膝関節の屈曲と伸展、体幹の引き締め、前の膝関節は足関節の直上、骨盤は中央にもってくる。

テクニック
通常、太陽礼拝の途中でアド・ムカ・シュヴァナーサナの前か後に行う。片足を後方に持ち上げて（一本足の下向きの犬）、それからその足を曲げながら前に出し、両手の間にもっていく。体幹を引き締め、両手を空に向かって上げるか大腿部に置く。

ヒント
膝関節のアライメントと、骨盤を立たせて体幹の筋肉を使えているかに意識を向ける。下腹部と骨盤底を引き上げる。後ろ脚は膝関節を伸展し、踵を後方に強く押し出す。視点を前方に一点集中することでバランスを助ける。両足の外側にブロックを置いたり、後ろ膝を床につけたりすると、よりバランスがとりやすい。

カウンターポーズ
アド・ムカ・シュヴァナーサナ

5 体幹の深層筋と骨盤底

4章では、脊柱が体という宇宙の中心であることを紹介した。仙骨を介して脊柱は骨盤とつながり、体幹の受け皿を形成する。その受け皿は重心となる。

体幹の浅層と深層

体幹の浅層にある筋肉は、さまざまなエクササイズで注目されている。例えば、腹筋では腹直筋、外腹斜筋、内腹斜筋の3つを鍛えるエクササイズが多い。これらの筋肉は、胸椎と腰椎の屈曲と回旋に関与する。

体幹全体の健康を考えるのであれば、深層にも注目しなければならない。腰椎の周辺で、筋肉が連携し合うことでバランス、強さ、安定が統合される。深層部の重要な5つの筋肉が横隔膜、大腰筋、腰方形筋、脊柱起立筋、腹横筋で、すでに2章や4章で述べている。これらの筋肉によって、腰椎と骨盤の適切なアライメントと固定を保っている。腰椎と骨盤の関係を理解するうえで、深層の筋肉は欠かすことができない。

体幹の深層筋を使うアーサナ

すべてのアーサナでは、キューイング（p193）によって体幹の深層筋を使うことができる。いくつかのアーサナは、深層筋を鍛えるうえで有用となる。呼吸法から取り組むと、体幹の深層を意識しやすくなる。ヨガを行うなかでバランスをとったり力を入れたりすることによって、深層筋の重要性に気づくことができる。

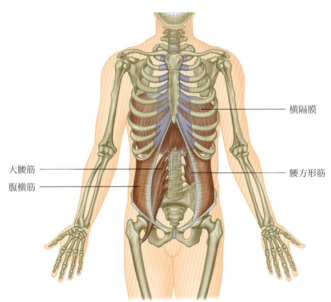

図5-1　体幹の深層筋

ウッティタ・パールシュヴァコナーサナ／体側を強く伸ばすポーズ
Utthita Parsvakonasana

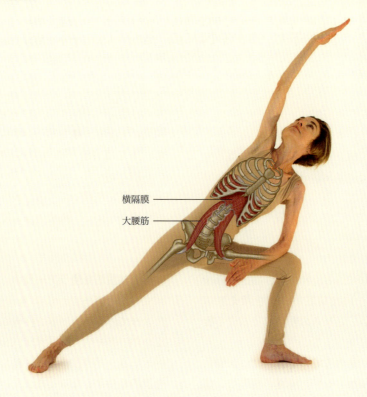

横隔膜
大腰筋

utthita＝伸ばされた
parsva＝側面の、kona＝角度

意識すること
呼吸、力強さ、ストレッチ、肋骨と胸部の開き、体幹、バランス、中心

動きとアライメント
背すじを伸ばす、体幹の側屈、肩関節の外転と内転、肩甲骨の挙上と下垂、肘関節の屈曲、股関節の屈曲と伸展、膝関節の屈曲と伸展。後ろ足と上の手が一直線になることが望ましい。

テクニック
ヴィラバドラーサナ2から、上半身を前の大腿部に傾け、下の手はブロックの上か、前の大腿部に前腕を乗せることでサポートする。上の腕を頭に沿って上げる。このポーズは通常、ヴィラバドラーサナの途中で行い、クラスの中盤で行うことが多い。上図では体幹の深層筋から腹横筋を除いているが、体幹後面の深層筋がいかに腰椎を保持しているのかを想像してほしい。

ヒント
両下肢に均等に注意を払いつつ、エネルギーを足から体の中心へと運ぶように意識する深いポーズである。体幹が"ここ"にあることを強く意識しながら、踵をしっかりと床につけることが必要である。頚部と肩はリラックスすること。

カウンターポーズ
ヴィパリータ・ヴィラバドラーサナ

キャット＆カウ、一本足の猫／レベル1
Chakravakasana

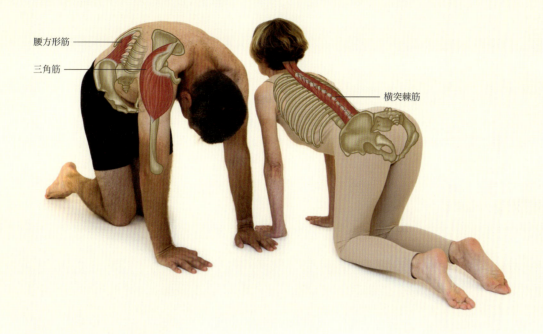

骨盤底：体が精神と出会う場所

骨盤は左右2つの大腿骨を支えてバランスをとるための構造的な要である。仙骨と尾骨、2つの寛骨（思春期に腸骨と坐骨と恥骨が癒合してできる）を合わせた構造からなる。

骨盤の前傾といった動きでは、実際には骨盤ではなく腰椎と股関節が動いている。猫、犬、牛のポーズでは骨盤の前傾と後傾があるが、この動きは他のアーサナでも用いられる。

chakra＝チャクラ、車輪
vaka＝鶴、空想上の鳥
（ヴィダラーサナ＝猫、ビティラーサナ＝牛）

意識すること
呼吸、ストレッチ、力強さ、骨盤の傾き、バランス、体液の動き、脊柱の柔軟性、体幹、チャクラ

動きとアライメント
脊柱の前屈（猫）、脊柱の後屈（牛）、肩関節の屈曲、肩甲骨の外転と内転、肘関節と手関節の伸展、四肢のサポート。両手は肩の下に、両膝関節は股関節の下に置く。

テクニック
テーブルポーズで、脊柱は中間位から始める。息を吸いながら脊柱の前弯を強めて腹部を落としながら尾骨と頭を持ち上げる。息を吐きながら尾骨を下げて、脊柱を丸めながら後弯を強めて、頭を落としながら肩甲骨を離す。体の前面と後面がどのように動くのかを意識すること。

ヒント
すべての動きを尾骨から始め、脊柱へと続ける。「一本足の猫」はバランスポーズである。テーブルポーズから片腕を前に出し、反対側の脚を後ろに伸ばす。体幹を引き締めることで、バランスが取りやすくなる。腰痛によく効くポーズである。腕で体を十分に支えられない場合は、両手を椅子の上に置いてもよい。ブランケットを両膝の下に敷くこともできる。このポーズはクラスのどのタイミングで行ってもよいが、特に脊柱や体幹を温めるのに向いている。

カウンターポーズ
バラーサナ

ヨガにおいて骨盤底は重要な場所である。呼吸、姿勢、バランス、生命力を活性化させるこの部位を研究する価値は大きい。

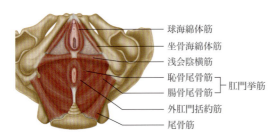

図5-2 骨盤底筋

この部位を理解して用いることは困難だが、ヨガでは必要なことである。骨盤底には骨盤隔膜と呼ばれる隔膜があり、仙骨神経叢、筋肉と筋膜を含む。これは第3の隔膜である声帯とも、呼吸を通じて連動している。筋肉のサポート、繊細な神経の集まるところ、呼吸との関連など、ヨガの実践者にとって骨盤が重要な部位であることは言うまでもない。

ヨガでは、骨盤底を"引き上げる"。これは少し曖昧な表現ではあるが、骨盤底を引き上げるイメージは、座っているとき、立膝のとき、立位のとき、逆立ちのときでさえも、適切な筋肉を収縮させるのに役立つ。この働きによってサポートやバランスの向上に加えて、必要不可欠な小さい筋肉を強化する。例えば、肛門挙筋、尾骨筋など、骨盤底を支える筋肉である。大腰筋や下腹壁も含まれる。股関節の内転筋群も骨盤底を引き上げるのを助ける。

会陰は左右の太腿部の間、尿道と肛門の間に位置し、骨盤底がその屋根に当たる。それらすべてが合わさると、坐骨結節を結んだ線で2つの三角形（尿生殖三角と肛門三角）を含むダイヤモンドのような形となる。括約筋群（肛門、尿道）はここにある。さらに骨盤底は最初のバンダ、鍵の場所でもあり、エネルギーをさらに高い位置へと持ち上げる意味を持つ。

ヨガを練習したり教えたりするとき、骨盤底を意識することとバンダを活性化させることの違いをはっきりとさせたい。骨盤底を使って姿勢を安定させようとするとき、少しだが確実に筋肉を収縮させて引き上げる。バンダを活性化させるときは、押さえ込むように収縮させながら呼吸をコントロールし、外部感覚から離脱し、脊柱を通してエネルギーを解放する。

ヨガの哲学：バンダ、ナーディー、チャクラ、八支則

バンダ

ヨガの流派によって、4つのバンダ（編注："締めつける"の意。ヨガのテクニックの1つ）がある。ムーラ・バンダ（会陰と肛門）、ウディヤーナ・バンダ（腹）、ジャーランダラ・バンダ（喉）、そしてジヴァ・バンダ（舌と上顎）である。クンダリーニ・ヨガの呼吸法では、正しく行えば4つすべてを使う。最初の2つは骨盤に関係するため、ここで紹介する。

ムーラ・バンダは骨盤底、特に会陰と肛門に関係する。この部分の筋肉が集中して収縮することによって、神経筋接合部が刺激を受ける。ムーラ・バンダは随意的にエネルギーを感じ、骨盤底筋の収縮によってその刺激を引き込み、脊柱を通って上へとそのエネルギーを解放する。

ウディヤーナ・バンダはサンスクリット語で"飛び立つ"という意味を持つ。中腹部、下腹部、横隔膜、胸郭が主に関わる部位で、横隔膜を引き上げ、腹部を凹ませる上向きの動きである。骨盤底筋とムーラ・バンダとウディヤーナ・バンダには相互作用がある。特定の筋肉の収縮を意図する代わりに収縮を持続することで生じる漸進性の感覚こそが重要であり、熟練のヨギーの指導下で練習することが望ましい。

バンダの実践は継続的なアーサナと呼吸法の

一部であり、その道のりはチャクラとナーディーの理解が不可欠な高次の精神世界へ至る。体の外よりも内側への意識化が深まり、瞑想が深まることでサマーディ（八支則の8番目）と呼ばれる悟りの可能性が生じる。

ナーディー

　ナーディーとはクンダリーニ・ヨガまたは覚醒することによって活性化するエネルギーの通路を指す。アメリカにてこの手法を創始したヨギ・バジャンは「クンダリーニ・ヨガとは有限を無限と統合する科学であり、有限の中で無限を経験する芸術である」（1988年10月27日）と述べている。ナーディーは鍼治療や経絡といった東洋医学でも用いられている。ナーディーは微細なエネルギーの中心であるチャクラで交わる。ヨガと呼吸法はこのナーディーを浄化する目的で用いられる。

　三大ナーディーの1つであるスシュムナーは、生命力が流れる中心経路である（ナーディーは流れを意味する）。生命エネルギーが上に流れると、バンダを行ったときと同様にさまざまな感覚を経験することができる。この他、脊柱に沿って左右にあるイダーとピンガラも重要である。

チャクラ・システム：宇宙的自己

　チャクラ（本来の綴りはcakras）は古代の伝統に由来している。インド・ヨーロッパ語族（アーリア人）が侵略してきた古代インドで出現した言葉である。何世紀にもわたって、さまざまな文化的融合が起こったこの時代は「ヴェーダ」の時代として知られようになる。ヴェーダにおいてチャクラは、新しい時代を連れてくる光の輪として象徴的に示された。また、古代のヒンズーの知恵としても語られている。

　サンスクリット語の単語「チャクラ」(chakra)には、「車輪」という意味がある。太陽の比喩、

天空のバランスを象徴するとも考えられている。紀元前200年頃のパタンジャリによる『ヨーガ・スートラ』(Yoga Sutras) といったヨガの文献では、チャクラを意識における精神的な中心として述べている。エネルギーの中心としてのチャクラは、7世紀のタントラの伝統を通して、ヨガ哲学の不可欠な部分となった。このヨガ哲学では、宇宙の多くの力を統合することを強調し、ヨガはすべての存在を内包するようになった。

　基本的なチャクラは7つあり（他に小さなチャクラが四肢にある）、脊柱に沿って位置している。完全なシステムとして一体になって働き、ときに「深遠の（隠れた）内臓」と呼ばれる。7つのチャクラは、ナーディー、内分泌系、神経叢に交わる。チャクラを精神エネルギーの中心ということもできる。チャクラは地、水、火、風、空の自然元素につながり、その特性は生きる目的を理解するのを助けてくれる。チャクラは、生命エネルギーを受け、消化、分配、伝導すると考えられ、それゆえに7つの覚醒ルートとして知られている。

　7つの主要なチャクラの一覧を次に示す。それぞれのチャクラのサンスクリット語名も加えた。神聖な古代言語であるサンスクリット語は、悟りのために設計されており、チャクラと同様に尊ばれている。チャクラ・システムの意味と効果は、本書で示す範疇をはるかに超えている。エネルギー・フローとオーラ・フィールドについては、バーバラ・ブレナンとシンディ・デールのような他の専門家が詳しく記述している。スワミ・ラマの『ヨガとサイコセラピー』(The Yoga and Psychotherapy) もチャクラについて書かれた代表的な文献である。

ルート・チャクラ（Muladhara） 1

存在の根幹、土台となるチャクラで、「基礎」「最初のニーズ」「グラウンディング」「つながり」「安心感」を司る。

場所は肛門より上の脊椎の基底部で、骨盤底、足、脚と大腸を制御する。

色は赤、惑星は土星、元素は土、感覚は嗅覚、動物は象、原音は lam。

女神の力であるクンダリーニ・シャクティがここに巻きつく。

仙骨チャクラ（Svadhisthana） 2

第2のチャクラは「セクシュアリティ」「情熱」「甘味」「喜び」「創造」などを司る。

場所は下位脊椎の前面、骨盤、仙骨、卵巣、精巣で、生殖能力、下背部、股関節、膀胱、腎臓を制御する。

色はオレンジ、惑星は冥王星と月、元素は水、感覚は味覚、動物はワニ、原音は vam。

私らしさが開花する。

太陽神経叢チャクラ（Manipura） 3

第3のチャクラは「虫の知らせ」「呼吸」「戦士（勇気）」「輝く宝石」「個人の力」などを司る。

太陽神経叢、横隔膜の結合、腰筋、臓器、臍のまわりを中心とする場所に位置している。

生命の消化、代謝、感情、普遍性を制御する。色は黄色、惑星は太陽、火星、元素は火、感覚は視覚、動物は雄羊、原音は ram。

免疫、神経、筋肉系に影響を与える。

心臓チャクラ（Anahata） 4

第4のチャクラは「神性な受容」「愛」「関係」「情熱」「生命の喜び」を司る。

胸郭上部、心臓、肺、胸腺に位置して、上背部、精神的能力、一部の感情、生命の開放性を制御する。

色は緑およびピンク、惑星は金星、元素は空気、感覚は皮膚、動物はカモシカ、原音は yam。

宇宙のリズムを飲み込む。

喉チャクラ（Vishuddha） 5

第5のチャクラは「コミュニケーション」「自己表現」「調和」「振動」「恩寵」「夢」などを司る。

喉、首、甲状腺、耳、口にあり、音、声の力、同化を制御する。

色は空色、惑星は水星および木星、元素はエーテル、感覚は聴覚、動物は白い象、原音は ham。

内なる真実を世界に伝え、肉体からスピリチュアルな次元に上昇させる。

額チャクラ（Ajna） 6

第6のチャクラは「第3の眼」「直観」「集中」「良心」「献身」「中立性」を司る。

眉の間から上、頭部の中心、下垂体に位置しており、創造力、想像力、理解、合理的な夢を制御する。

色は藍および紫、惑星は海王星、元素は光、感覚は心、動物は黒いカモシカ、原音は aum。

すべてが神聖に見えるようになるチャクラ。

頭頂チャクラ（Sahasrara） 7

第7のチャクラは「純粋な意識」「スピリチュアリティ」「真の英知」「統合」「至福」を司る。

頭頂部、松果体、大脳皮質に位置して、身体、心、他のチャクラのすべての機能を制御する。

色は白、青紫、金。惑星は天王星とケートゥ。

元素を超越するチャクラで、象徴は千の花弁の蓮（空）。

クンダリーニのエネルギー（シャクティ）が男性のエネルギー（シヴァ）に結びつき、すべての実体を超越する。

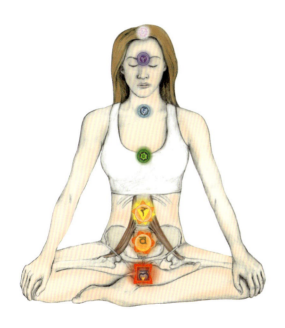

ヨガの八支則

ヨガを取り入れた生活を実践するための指標として、約2500年前にパタンジャリによって定義された八支則をここに紹介する。

1. ヤマ　Yamas（禁戒）
2. ニヤマ　Niyamas（勧戒）
3. アーサナ　Asanas（座法）
4. プラーナヤーマ　Pranayama（調気法）
5. プラティヤハーラ　Pratyahara（制感）
6. ダーラナ　Dharana（凝念）
7. ディヤーナ　Dhyana（静慮）
8. サマーディ　Samadhi（三昧）

解剖学と動きについて述べている本書では、体のバランスと呼吸法を意識してもらうためにアーサナ（3）とプラーナヤーマ（4）に重点を置いている。

ヨガに至る方法は1つではない。マットを使ったヨガから始まり、さまざまな指導者からその手法を学ぶ。ヨガの哲学が伝える教えを完全に紐解くには、ヨガを生活に取り入れ、その真髄に継続的に触れることが必要である。

すべてはつながっている。

マラーサナ／花輪のポーズ／レベル 1、2
Upavesasana or Malasana

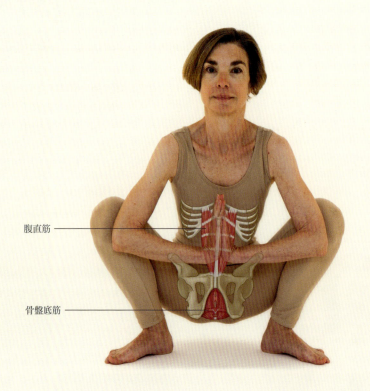

腹直筋

骨盤底筋

upa＝～へ向かって
maalaa＝花輪、mala＝不純物

意識すること
呼吸、ストレッチ、解放、内臓と代謝の刺激、バンダを意識する、中心、股関節の柔軟性を高める

動きとアライメント
背すじを伸ばす、肩関節と肩甲骨の安定、肘関節の屈曲、手関節の伸展、股関節の屈曲と外旋、膝関節の屈曲、足関節の背屈。両足は肩幅より広げてつま先を外側に向け、手掌を合わせる（アンジャリ・ムードラ）。

テクニック
立位から始めて、最低でも両足を30 cm以上離し、両手掌は合わせるか腰に置く。できるだけ脊柱を中間位に保ったまま、股関節と膝関節をゆっくりと屈曲してしゃがむ。踵は地面につけても離してもよい。肘関節を使って両膝関節を押し広げてストレッチする。

ヒント
重力を使って腰を解放するので、腰の健康にとてもよいストレッチである。股関節、膝関節、足関節への負担を減らすためにブロックの上に座ってもよい。アキレス腱が硬い場合は、踵が浮いてしまう。しっかりとバンダを意識することができるポーズである。これは立位のポーズから座位のポーズのつなぎとなり、クラスのどのタイミングで行ってもよい。

カウンターポーズ
シャヴァーサナ

アンジャネヤーサナ／三日月のポーズ、ローランジ／レベル1
Anjaneyasana

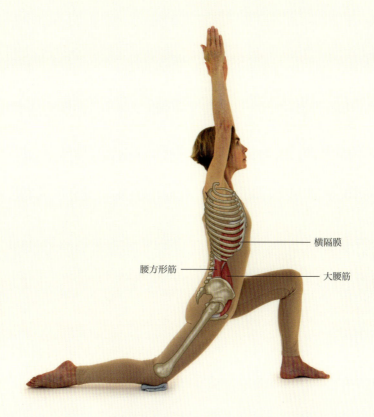

横隔膜
腰方形筋
大腰筋

Anjani＝ハヌマーンの母

意識すること
呼吸、ストレッチ、力強さ、"ハート"と股関節を開く、体幹の働き、バランス、バンダ、視線

動きとアライメント
背すじを伸ばす、肩関節の屈曲、肩甲骨の上方回旋、股関節の屈曲と伸展、膝関節の屈曲、後ろ足の底屈、前の膝関節を足関節の直線上で屈曲し、骨盤は平行に保つ。

テクニック
ウッタナーサナから、両手を足の両側につけるかブロックに乗せ、ローランジのポーズまで一方の脚を後ろに下げる。後ろの膝関節をやや屈曲して床につける。ブランケットを膝下に敷いてもよい。続いて、後ろ脚を伸ばす。両手を外から上へ伸ばし、股関節から手に向かって三日月の形をつくる（ややバックベンド）。視線は前か上。このポーズは太陽礼拝のウォームアップの一部である。

ヒント
骨盤底を引き上げ、体幹を引き締めることでバランスが取りやすくなる。可能なら骨盤を前に押し出して、後ろに伸ばした大腿前部のストレッチをすること。肩に問題がある場合は、両手を前の大腿部の上か仙骨、またはサボテンの腕のようにしてもよい。

カウンターポーズ
アド・ムカ・シュヴァナーサナ

6 肩と上腕の筋肉

　肩と上腕における部位には、関節を含む3つの重要なポイントがある。
- 肩甲帯
- 肩関節：肩甲上腕関節
- 肘関節：腕尺関節

　それぞれの関節には特殊な働きがあり、いくつかの筋肉は2つ以上の関節に関連する。そのような2つ以上の関節を跨いでいる筋肉を"多関節筋"と呼ぶ。

　肩関節は、その構造的に可動域が大きく、腕や手をさまざまな位置にもっていくことができる。肩の動きは、胸・背部・上腕の筋肉によって決定される。腕神経叢は肩を通り、上肢全体の筋肉を支配する。

肩甲帯

構造

　肩甲帯は肩関節が腕を大きく動かすための部位である。鎖骨、肩甲骨、胸骨が関節をつくり、肩甲帯を構成する（編注：肩甲帯を構成する骨は文献によって異なる）。肩甲帯の動きのほとんどは肩甲骨で起こり、胸鎖関節も動く。その他にも肩甲胸郭関節、肩峰鎖骨関節、烏口鎖骨関節があるが、動きはわずかである。

動き

　肩甲骨では6～8の動きがあり、その数は文献によって異なる。本書では、ヨガに関連する挙上、下制、外転、内転、上方回旋、下方回旋、前傾、後傾があるものとする。それぞれ肩甲骨がどのように動くのかを表し、肩甲骨が上に移

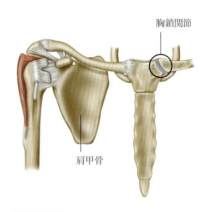

図6-1 肩甲帯

動するのが挙上、下に動くのが下制、脊柱から離れるのが外転、近づくのが内転である。上方回旋は肩甲骨の下角が上側方に動き、下方回旋はそこから元の位置に戻る。前傾は腕を身体の後ろに伸展したときにみられ、後傾は上半身を反らせたときに肩甲骨の上部が後ろに傾くことを指す。

　ほとんどのアーサナは肩甲骨の動きを伴う。タダーサナや座位の瞑想ですら肩甲骨を下げて、後ろに引くように指示される。これは内転、下方回旋、下制の組み合わせである。

筋肉

　肩甲帯を動かす筋肉は小胸筋、前鋸筋、鎖骨下筋、肩甲挙筋、菱形筋、僧帽筋などがある。この6つの筋肉すべては胸部もしくは背部にある。僧帽筋はその部位によって異なる動きに関与する。

肩甲挙筋

LEVATOR SCAPULAE

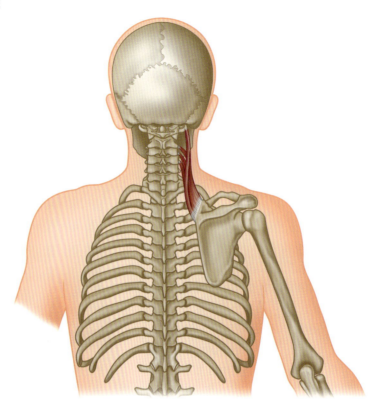

ラテン語
levare：持ち上げること
scapulae：肩甲骨に関する

肩甲挙筋は胸鎖乳突筋と僧帽筋の深層にある。肩甲骨を挙上することが名称の由来。

起始
第1-第4頸椎（C1-C4）の横突起後結節

停止
肩甲骨の内側縁、肩甲骨の上角

作用
肩甲骨挙上、下方回旋、頚部側屈の補助

神経
肩甲背神経（C4、C5）

基本動作
例：重いバッグを運ぶ、肩をすくめる。

損傷の原因
むち打ち症のような急激に頚を動かす動作。ストレスによって硬くなる傾向にあるため、ストレッチをすることが重要である。

この筋をよく使うアーサナ
筋力強化：マカラーサナ、頚部側屈、肩をすくめる動き
ストレッチ：頚部側屈、肩回し

腕を上げるアーサナでは、肩甲骨の挙上を伴わせる必要がある。反対に腕を降ろす場合は、肩甲骨の下制を伴う。

6. 肩と上腕の筋肉

マカラーサナ／ワニのポーズ／レベル1
Makarasana

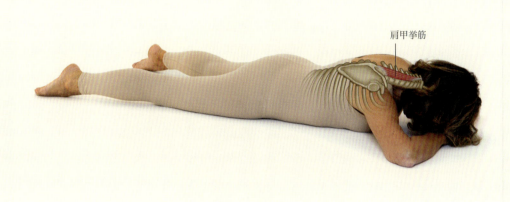
肩甲挙筋

ラテン語
Makara：海の生き物

意識すること
呼吸、ストレッチ、広がり、緩和、解放

動きとアライメント
肩関節の外転、肩甲骨の挙上、肘関節の屈曲、股関節の外旋、膝関節の伸展、足関節の底屈。背柱は中間位。

テクニック
伏臥位で両腕は頭部の下に重ねる。手の上に額を置く。体を伸ばして、下肢はマットの幅に広げる。呼吸しながら体を温め、体幹を引き締めてバンダをしてもよい。

ヒント
このポーズはクラスの最初かブジャンガーサナやシャラバーサナの準備段階として行うとよい。呼吸を深く感じることのできるポーズである。足が痛い場合は、股関節を内旋させる。伏臥位がとれない場合は仰臥位でもよい。ブランケットを丸めて、胸や肩の下に置いてサポートしてもよい。頸は持ち上げずに伸ばす。

カウンターポーズ
テーブルポーズからバラーサナ

89

僧帽筋

TRAPEZIUS

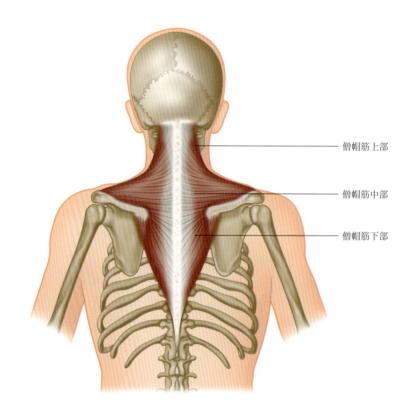

僧帽筋上部
僧帽筋中部
僧帽筋下部

ギリシャ語
trapezoeides：テーブル形の

右と左の僧帽筋を合わせると台形になることが名称の由来。

起始
上部：後頭骨上項線、外後頭隆起、項靱帯
中部：第7頚椎から第3胸椎（C7-T3）の棘突起
下部：第4胸椎から第12胸椎（T4-T12）の棘突起

停止
上部：鎖骨外側3分の1
中部：肩峰
下部：肩甲棘

作用
上部：肩甲骨の挙上
中部：肩甲骨の内転
下部：肩甲骨の下制
全体：肩甲骨の回旋

神経支配
副神経、頚神経叢（C2-C4）

基本動作
例：肩をすくめる、腕を上げる。

損傷の原因
転倒時（転倒時に手を伸ばして地面につく）

この筋をよく使うアーサナ
肩甲骨に関わるすべてのアーサナ
筋力強化：シャラバーサナ、アド・ムカ・シュヴァナーサナ、ウールドヴァ・ムカ・シュヴァナーサナ、プランク、ブジャンガーサナ、ダヌラーサナ、ウールドヴァ・ダヌラーサナ
ストレッチ：ガルーダーサナ、バラーサナ、ジャヌ・シルシャーサナ

小菱形筋
RHOMBOIDEUS MINOR

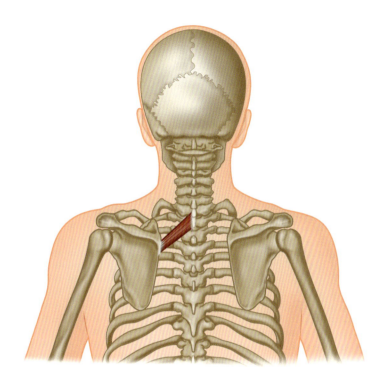

ギリシャ語
rhomboeides：平行四辺形の

ラテン語
minor：小さい

筋肉の形が名称の由来。

起始
第6、第7頸椎（C6、C7）の棘突起

停止
肩甲骨の内側縁上部

作用
肩甲骨の内転と保持、肩甲骨内側部のわずかな挙上に伴う下方回旋（下角の下制）

神経支配
肩甲背神経（C4、C5）

基本動作
例：引き出しを引くように、自分の方へ物を引く。

この筋をよく使うアーサナ
大菱形筋（p92）を参照

大菱形筋

RHOMBOIDEUS MAJOR

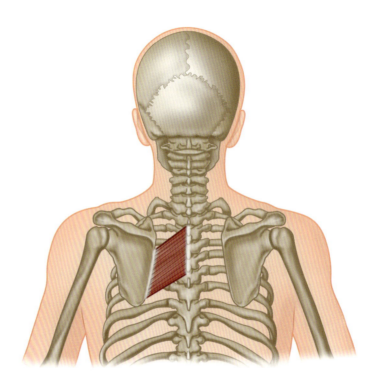

ギリシャ語
rhomboeides：平行四辺形の

ラテン語
major：大きい

大菱形筋は小菱形筋としばしば癒合しながら平行に走る。形が名称の由来。

起始
第1-第4胸椎（T1-T4）の棘突起

停止
肩甲骨の内側縁

作用
肩甲骨の内転と保持、肩甲骨内側部のわずかな挙上に伴う下方回旋

神経支配
肩甲背神経（C4、C5）

基本動作
例：引き出しを引くように、自分の方へ物を引く。大菱形筋と小菱形筋は協働し、内転時には僧帽筋と協働する。

損傷の原因
転倒時（転倒時に手を伸ばして地面につく）

この筋をよく使うアーサナ
肩甲骨に関わるすべてのアーサナ
筋力強化：シャラバーサナ、ウールドヴァ・ムカ・シュヴァナーサナ、チャトランガ・ダンダーサナ、ブジャンガーサナ、ダヌラーサナ、ウールドヴァ・ダヌラーサナ、ヴィラバドラーサナ1・2・3
ストレッチ：ウトゥカターサナ（両腕を上げた場合）、バラーサナ、ガルーダーサナ

シャラバーサナ／バッタのポーズ／レベル1
Salabhasana

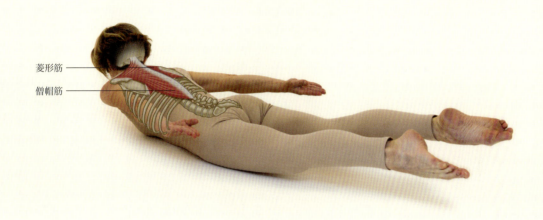

菱形筋
僧帽筋

salabha＝バッタ、イナゴ

意識すること
呼吸、胸を持ち上げる、肺を拡張する、力強さ、ストレッチ、体幹の引き締め

動きとアライメント
脊柱の伸展、肩関節の伸展と内旋、肩甲骨の内転、肘関節と手関節の伸展、橈尺関節の回内、股関節と膝関節の伸展、足関節の底屈。頭部は脊柱と一直線にして、体幹と下肢を引き締める。

テクニック
伏臥位から両腕は体幹に沿ってまっすぐに伸ばし、手掌は天井に向け、額は床につける。上半身、両腕、頭部を床から上げ、骨盤はマットにしっかりとつける。体幹を引き締めて、腰を保護しながら両脚を上げる。頚椎に負担をかけないようにしながら目線は前に向ける。脊柱伸筋群は肩甲骨の内転とともに重力に逆らってしっかりと収縮させなければならない。ポーズが完成したら深く呼吸をする。

ヒント
ブジャンガーサナをウォームアップに使い、両手を床から持ち上げて、脊柱伸筋群がしっかりと働くかどうかを確かめるとよい。それができたらシャラバーサナを行う準備ができる。このポーズは次のポーズのウォームアップにも最適である。腰が痛い場合は、両脚を離して体幹を引き締め保護すること（訳注：腰痛の場合は推奨しない。回復期はリハビリとして行うことができる）骨盤の下にブランケットを敷いてもよい。

カウンターポーズ
バラーサナ

前鋸筋
SERRATUS ANTERIOR

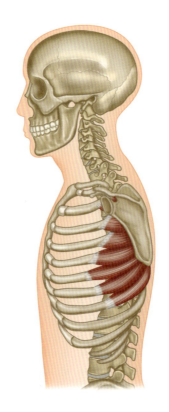

ラテン語
serratus：のこぎり状の
anterior：前

前鋸筋は上部の肋骨とともに内側壁を形成する。指のような形の筋肉が集まって構成されている。下部の筋肉は外腹斜筋と連結している。

起始
第1-第8（第9）肋骨の外側上縁と肋間を覆う筋膜

停止
肩甲骨の内側縁

作用
肩甲骨の上方回旋、肩甲骨の外転。腕立てやパンチのときに押す動きを促進する。

神経支配
長胸神経（C5-C7）

基本動作
例：もう少しで手が届きそうな物に手を伸ばす。

損傷の原因
長胸神経の障害が起こると、肩甲骨の内側縁が後部胸壁から下がって翼状肩甲骨の原因となる。筋力が低下しても、重い物を持ったときに同様の状態がみられる。

この筋をよく使うアーサナ
肩甲骨に関わるすべてのアーサナ
筋力強化：アド・ムカ・シュヴァナーサナ、チャトランガ・ダンダーサナ（腕を上げるとき）、ガルーダーサナ、トリコナーサナ
ストレッチ：体の後ろで手を組む

アド・ムカ・シュヴァナーサナ／下向きの犬／レベル1
Adho Mukha Svanasana

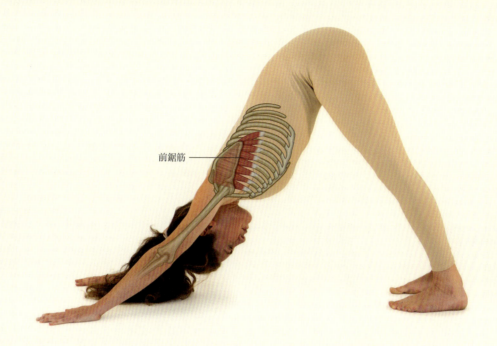

前鋸筋

adho＝下向き、mukha＝顔
svana＝犬

意識すること
呼吸、力強さ、ストレッチ、安静、エネルギーの充填、体全身の治癒

動きとアライメント
背すじを伸ばす、肩関節の屈曲、肩甲骨の安定と上方回旋、肘関節と手関節の伸展、股関節と膝関節の伸展、足関節の背屈。体全体で逆V字をとる。

テクニック
つま先を立てたテーブルのポーズ（四つん這い）から始める。体幹を意識しながら両膝と尾骨を引き上げ、体重を両下肢に移動させる。手と頭は一直線に保ちながらサポートする。踵は床につけ、肋骨はリラックスする。

ヒント
このポーズはハムストリングスを強くストレッチする。膝を少し曲げるとハムストリングスが緩む。両肩を耳から離すように遠ざけ、左右に広げると腕への負荷が小さくなる。3呼吸分、このアーサナを保持してリラックスする。このポーズからスパイラリングの概念（編注：エネルギーの流れ）を見いだすことができる（母指、肘関節の外側から肩関節へ、母趾、膝関節の外側から股関節へ）。アド・ムカ・シュヴァナーサナは多くのアーサナのカウンターポーズで、太陽礼拝の一部でもある。

カウンターポーズ
バラーサナ

小胸筋
PECTORALIS MINOR

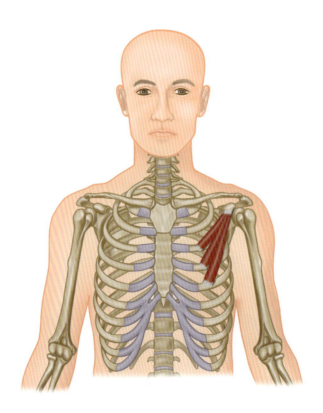

ラテン語
pectoralis：胸に関連する
minor：小さい

小胸筋は薄い三角形の筋で、大胸筋に覆われている。大胸筋とともに腋窩の前壁をつくる。

起始
第2(3)–第5肋骨の外側面とそれに伴う肋間筋膜

停止
肩甲骨の烏口突起

作用
肩甲骨の下方回施、強制吸気の際に肋骨を上げる（呼吸の補助筋）。

神経支配
外側胸筋神経、内側胸筋神経（C6-T1）

基本動作
椅子から立ち上がるときに手で押す。ヨガでは、腕を背面に回して手を組み、上げる動き。外転時に前鋸筋と協働する。

損傷の原因
急激に手を後ろに回して伸ばす。パソコン等の仕事で腕を常に前で使うと、硬くなる場合が多い。

この筋をよく使うアーサナ
筋力強化：アルダ・プールヴォッタナーサナ、ハイプランク、チャトランガ・ダンダーサナ、プールヴォッタナーサナ、ゴムカーサナ、腕を体の後ろに回して肩関節を伸展し、肩甲骨を前傾させるすべてのアーサナ
ストレッチ：体の後ろで手を組む、ゴムカーサナ

鎖骨下筋
SUBCLAVIUS

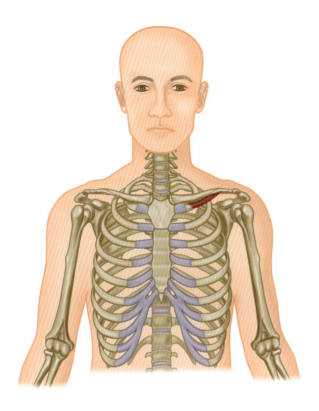

ラテン語
sub：下の、clavis：鍵

鎖骨下筋は鎖骨と大胸筋に覆われている。麻痺しても症状には現れない。

起始
第1肋骨

停止
鎖骨の下面

作用
鎖骨を下方に引く。胸骨に向かって引くことによって肩甲骨の動きに対して鎖骨を保持する。

神経
鎖骨下筋神経（C5-C6）

損傷の原因
鎖骨への直接的な力、肩関節の不安定

この筋をよく使うアーサナ
鎖骨の保持を必要とするすべてのアーサナ、特に手で支えるポーズ

アルダ・プールヴォッタナーサナ／逆テーブルのポーズ／レベル1
Ardha Purvottanasana

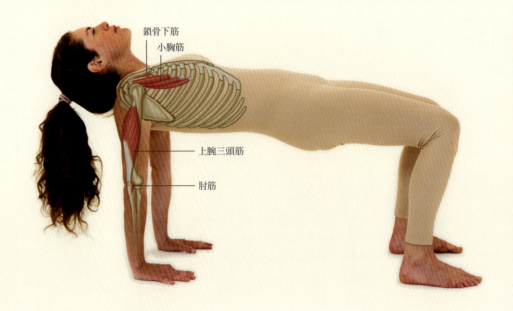

ardha＝半分、purva＝前、東 ut＝激しい、tan＝伸ばす

意識すること
呼吸、力強さ、ストレッチ、肩関節と股関節を開く、骨盤の安定

動きとアライメント
肩関節の伸展、肩甲骨の内転、肘関節と手関節の伸展、体幹の安定、股関節の伸展、膝関節の屈曲。脊柱は中間位。手は肩の下に、足は膝の下に置く。

テクニック
膝を曲げて足を前に出して座った状態から、両手の指を前方に向けて後ろの床につけ、肩関節と股関節が同じ高さになるように、骨盤を持ち上げる。目線は空を見上げるようにして、頚部を後屈しないように注意する。このポーズは股関節を開きたいときに行うとよい。

ヒント
肩の前部と股関節前面をしっかりと開くポーズである。負荷の少ない方法として、骨盤の下にブロックを置く。

カウンターポーズ
スカーサナ、ダンダーサナ

肩関節

構造

肩の主な関節は肩甲上腕関節で、肩甲骨と上腕骨がつくる関節である（肩関節は一般的に肩甲上腕関節を指す）。多軸の球関節で、肩甲骨の関節窩に上腕骨頭がおさまっている。他の球関節と比較すると関節窩が浅いため、大きな可動域を生むが安定感は低い。肩甲上腕関節は複雑で多角的な関節である。

結合組織

上腕骨頭は肩甲骨の関節窩に対して大きい。関節唇と呼ばれる線維軟骨の輪があり、それによって上腕骨が固定されている。肩の関節包も、回旋筋腱板と密接な関係にある靭帯組織で強化されている。

肩関節は不安定で、上腕骨に重力がかかるため、この関節の靭帯は強靭でなければならない。3つの関節上腕靭帯と、烏口上腕靭帯（烏口突起から上腕骨へ走る）が関節を保護する構造となっている。

作用

上腕骨を見れば、肩関節がどのように動いているかがわかる。主な動きは肩甲上腕関節で起こる屈曲、伸展、外転、内転、外旋、内旋である。上腕骨を前額面から矢状面へ動かしたり、水平面上で外転・内転させたりする動きも含まれる。斜めの動きはそれらの動きの組み合わせで起こる。水平面上での内転は水平屈曲、反対の動きは水平伸展と呼ぶ。1章も参照。

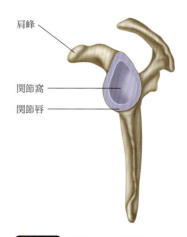

図6-2 肩甲骨の関節窩

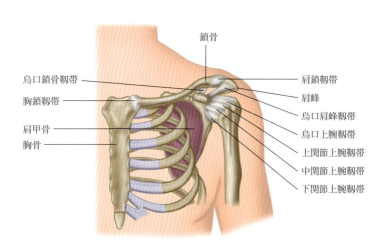

図6-3 肩甲上腕関節の骨と靭帯

肩をまたぐ筋群

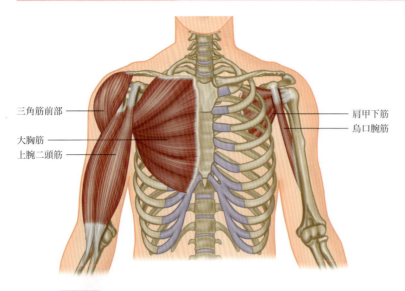

図6-4 肩をまたぐ筋群（前面図）

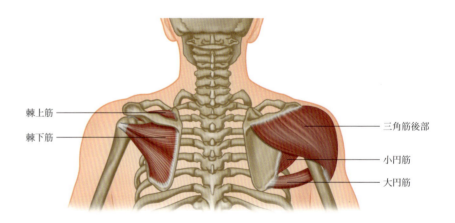

図6-5 肩をまたぐ筋群（後面図）

筋肉

上腕を動かす筋肉は、肩甲上腕関節をまたがなければならない。これは、筋肉が関節している2つの骨の両方に付着していなければ骨を動かすことができない、という運動学の基本原則による。例えば棘下筋は、肩甲骨から上腕骨にまたがっている。筋肉が収縮すると上腕は後ろに引かれ、外旋する。

前から見ると、肩関節をまたぐ筋肉は大胸筋、三角筋前部、烏口腕筋、上腕二頭筋がある。後ろには、棘上筋、棘下筋、大円筋、小円筋、広背筋、三角筋後部、上腕三頭筋がある。そこに肩甲下筋を加えて肩関節の11の筋肉がそろう。肩甲骨の前面にある肩甲下筋は、回旋腱板を構成する4つの筋肉の1つである（その他、棘上筋、棘下筋、小円筋。イニシャルからSITSと呼ばれる）。

前面のほとんどの筋肉は肩関節の屈曲、内旋、水平屈曲の作用に関わる。反対に、後面の筋肉は伸展、外旋、水平伸展に関わる。

大胸筋

PECTORALIS MAJOR

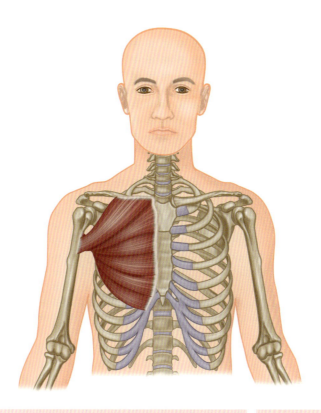

ラテン語
pectoralis：胸に関連する
major：大きい

大胸筋は小胸筋とともに腋窩の前壁をつくる。

起始
鎖骨頭：鎖骨内側の2分の1
胸肋部：胸骨、肋軟骨
腹部：腹直筋鞘

停止
上腕骨大結節稜

作用
全体：肩関節の内転・内旋
上部：肩関節の屈曲・内旋・水平屈曲
下部：肩関節の内転

大胸筋はよじ登る動作時に使う主な筋肉で、固定した腕に向かって体を引き上げる。

神経
内側胸筋神経、外側胸筋神経（C6–T1）

基本動作
例：制汗スプレーを反対側の脇にかけるときのように、腕を前に出して反対側に動かす。ロープ付きのベルを鳴らすときのように、上にあるものを引っ張って下ろす。ヨガでは腕でバランスをとるポーズで使う。

損傷の原因
重い物を持ち上げる動作

この筋をよく使うアーサナ
筋力強化：ハイプランク、チャトランガ・ダンダーサナ、ガルーダーサナ、バカーサナ、マユーラーサナ
ストレッチ：水平外転、ゴムカーサナ

ハイプランクからのチャトランガ・ダンダーサナ／四肢で支える杖のポーズ／レベル1、2
High Plank Pose to Chaturanga Dandasana

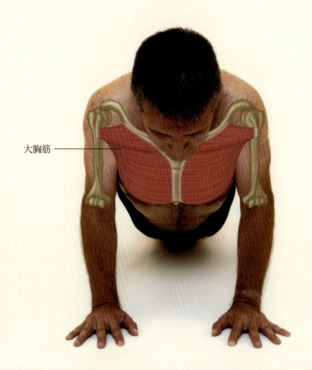

大胸筋

chatur＝4、anga＝四肢
danda＝杖

意識すること
呼吸、力強さ、安定、持久力、体幹

動きとアライメント
背すじを伸ばす、肩の屈曲、肩甲骨の安定、肘関節と手関節の伸展、体幹と骨盤の安定、膝関節の伸展、足関節の背屈。頭から足までをまっすぐにする。

テクニック
ウッターナーサナから両足を後ろに下げて、腕立て伏せの姿勢をとる。呼吸を力強く何回か行い、深く体幹を引き締める。手は肩の下に置くようにして、肘を曲げながらゆっくりとマットに向かって体を下げる。これはヴィンヤサ（呼吸と体を合わせて動かす）と太陽礼拝でも使う動きである。ハイプランクのバリエーションとしては、片足を床から持ち上げたり、片膝を胸につけたりする方法もある。

ヒント
このポーズは、特に体幹に効かせることのできる全身運動である。ハイプランクのときは、膝を曲げて床につけると安定する。肩や手関節に問題のある場合は、前腕を床につけてもよい。大胸筋はすべての段階で収縮する。ハイプランクのときは等尺性収縮で、腕を曲げるときは遠心性収縮をする（チャトランガ）。もっと挑戦したい場合は、床から上がるときも等尺性収縮を意識するとよい。重力と体重が強い負荷となる。

カウンターポーズ
アド・ムカ・シュヴァーナーサナ

広背筋
LATISSIMUS DORSI

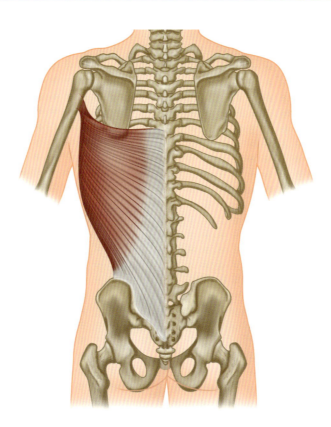

ラテン語
latissimus：最も広い
dorsi：背中の

広背筋は肩甲下筋とともに腋窩の後壁をつくる。

起始
第6胸椎から第5腰椎（T6–L5）の棘突起から出る胸腰筋膜、仙骨、腸骨稜後面、第9–第12肋骨、肩甲骨下角

停止
上腕骨の小結節稜

作用
肩関節の伸展・内転・内旋。肩を後方に引いたり、固定された腕に体を引き上げたりする動きで使う。水泳のクロールや登る動きでも使う。呼吸補助筋。

神経支配
胸背神経（C6–C8）

基本動作
例：椅子に手をついて立ち上がる。ヨガでは手のバランスを補助する。

損傷の原因
重い物を上方から下方に引く。重い物を体の横で持つ。

この筋をよく使うアーサナ
筋力強化：ウールドヴァ・ムカ・シュヴァナーサナ、バシスターサナ、体幹の固定ではハイプランク、チャトランガ・ダンダーサナなど
ストレッチ：アド・ムカ・シュヴァナーサナ、バラーサナ、ウトゥカターサナ（両腕を上げる）

大円筋

TERES MAJOR

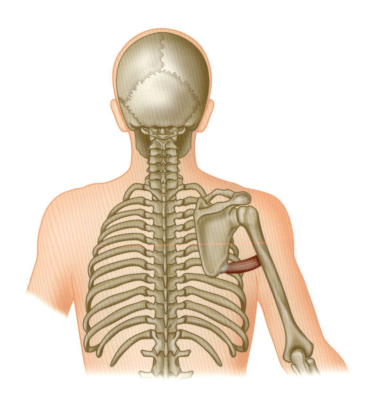

ラテン語
teres：丸い、よい形をした
major：大きい

大円筋は広背筋腱と肩甲下筋とともに腋窩後方の起伏をつくる。

起始
肩甲骨の外側縁、下角

停止
上腕骨の小結節稜

作用
肩関節の内転・内旋・伸展

神経支配
肩甲下神経（C5-C7）

基本動作
後ろのポケットに手を伸ばす

損傷の原因
広背筋（p103）を参照

この筋をよく使うアーサナ
広背筋（p103）を参照

ウールドヴァ・ムカ・シュヴァナーサナ／上向きの犬／レベル1
Urdhva Mukha Svanasana

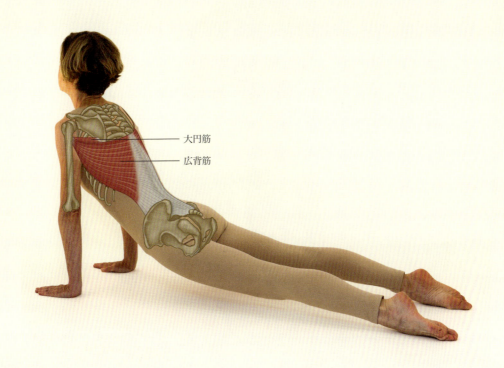

urdhva＝上向きの、mukha＝顔
svana＝犬

意識すること
呼吸、力強さ、ストレッチ、サポート、体幹と骨盤の安定、刺激、開放感

動きとアライメント
脊柱の伸展、肩関節の屈曲、肩甲骨の下方回旋、肘関節と手関節の伸展、股関節と膝関節の伸展、足関節の底屈。手は肩の真下に置く。両足はそろえる（訳注：腰幅を目安に）。

テクニック
チャトランガ・ダンダーサナから、上半身を持ち上げて反らせる。腕と肩を強く動かすポーズである。肩は耳から離すように下げて、目線はまっすぐ前を見る。下肢は伸ばして、骨盤底を強く引き上げることで下腹部の筋肉も刺激することができる。難易度は高いが、このポーズを太陽礼拝に含めることがある。

ヒント
胸骨を持ち上げることで"ハートを開く"ことができる。腰を守るために体幹を引き締め、ブランケットを大腿部の下に置くか、膝を地面につけてもよい。足背を地面に押しつけて、足にも力を込めること。

カウンターポーズ
アド・ムカ・シュヴァナーサナ

三角筋
DELTOIDEUS

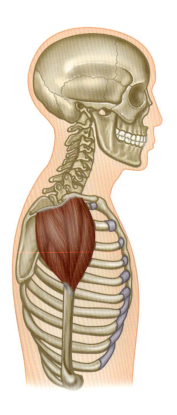

ラテン語
deltoeides：ギリシャ文字の「デルタ」のような形

三角筋は前部（鎖骨部）、中部（肩峰部）、後部（肩甲棘部）の3部に分けられる。中部だけが羽状筋となっており、肩関節の機械的な脆弱性を補うためだといわれている。

起始
前部：鎖骨の外側3分の1
中部：肩峰
後部：肩甲棘の下縁

停止
上腕骨の三角筋粗面

作用
前部：肩関節の屈曲・内旋
中部：肩関節の外転
後部：肩関節の伸展・外旋

神経支配
腋窩神経（C5–C6）

基本動作
例：横にある物に手を伸ばす。挙手。ヨガでは、腕でバランスをとるポーズのときに安定させる筋肉。

損傷の原因
重い物を体の横にぶら下げて持つ。水泳で腕を使い過ぎたり、スポーツで物を投げたりする。

この筋をよく使うアーサナ
筋力強化：バシスターサナ（サイドプランク）、スーリャ・ナマスカーラのリバーススワンダイブ、ヴィラバドラーサナ2、トリコナーサナ、アド・ムカ・シュヴァナーサナ、サボテンの腕、手でバランスをとるポーズ
ストレッチ：腕回し、手を体の前後で組む、太陽礼拝のスワンダイブ

次ページのウッタナーサナを三角筋が働いているポーズと考える人は少ないが、このポーズは三角筋前部を強化し、両手を床かブロックに押しつけたときは、三角筋後部をストレッチする。また、股関節屈曲と脊柱伸筋群のストレッチとして知られている。

6. 肩と上腕の筋肉

ウッタナーサナ／立位前屈／レベル1
Uttanasana

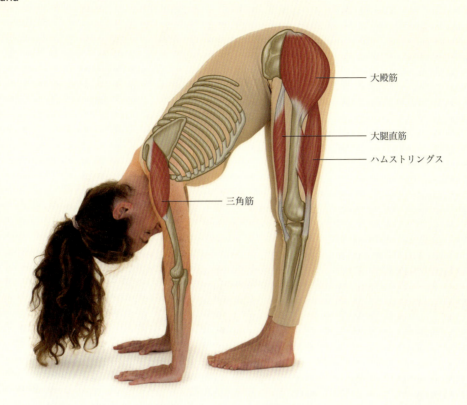

大殿筋
大腿直筋
ハムストリングス
三角筋

ut＝激しい
tan＝ストレッチ、伸ばす

意識すること
呼吸、ストレッチ、力強さ、長さ、安静、治癒、刺激

動きとアライメント
背すじを伸ばす、肩甲骨の安定、肩関節の屈曲、股関節の屈曲、膝関節の伸展。股関節、膝関節、足関節を一直線にそろえ、体重を両足の中心で感じること。

テクニック
タダーサナから、両腕を高く上げてから、股関節から折るように前屈（スワンダイブ）する。骨盤が脚よりも前に来るように意識する。両手を前の床もしくはブロックの上に置いて、脊柱が伸びるように意識しながら、頭部は脊柱に対して一直線にする。膝は力を抜くか軽く曲げて、力を入れ過ぎないようにする。このポーズができたら、さらに両脚に向かって体を折り曲げていってもよい。

ヒント
このポーズはウォームアップ、次のアーサナへのつなぎ、太陽礼拝の一部として最適である。ハムストリングス、殿筋群、脊柱伸筋群のストレッチであるが、体を元の位置に戻すときは、逆に筋肉を鍛えることができる。

カウンターポーズ
タダーサナ

棘上筋
SUPRASPINATUS

回旋筋腱板
　回旋筋腱板は、棘上筋、棘下筋、小円筋、肩甲下筋から成り、SITSとも呼ばれている。回旋筋腱板の腱は、肩を動かす際に、上腕骨頭を肩甲骨の関節窩に留めておく役割があり、脱臼を防いでいる。脱臼した場合、回旋筋腱板はその機能を失い過度に伸ばされ、断裂することもある。上腕骨を適切な位置に留めておくには十分な強度が必要となる。

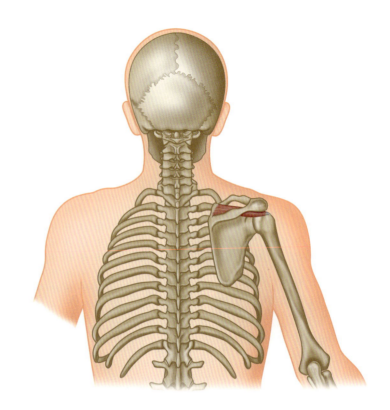

ラテン語
supra：上に、spina：棘

起始
肩甲骨棘上窩

停止
上腕骨大結節の上部、肩関節包

作用
肩関節の外転（初動を担い、三角筋が引き継ぐ）

神経支配
肩甲上神経（C4–C6）

基本動作
例：買い物かごを体から離して横で持つ（三角筋中部と協働）。

損傷の原因
使い過ぎ。その位置から、回旋腱板の中で最も損傷しやすい。

この筋をよく使うアーサナ
筋力強化：ゴムカーサナ（筋力強化とストレッチの両方）、バシスターサナ、ヴィラバドラーサナ2
ストレッチ：腕回し、太陽礼拝のスワンダイブ、肩関節の水平屈曲

棘下筋
INFRASPINATUS

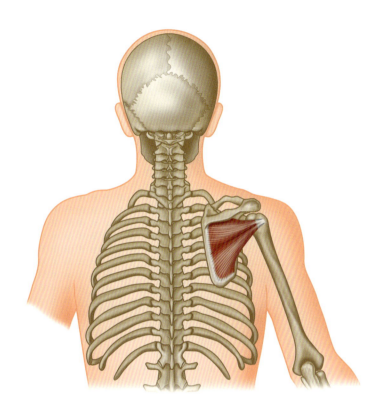

ラテン語
infra：下に、spina：棘

起始
肩甲骨棘下窩

停止
上腕骨大結節、肩関節包

作用
肩関節の外旋。回旋筋腱板として肩関節の後方脱臼を防ぐ。

神経支配
肩甲上神経（C4–C6）

基本動作
例：後ろ髪をブラシでとく。

損傷の原因
背泳ぎのときの過度な肩関節の外旋

この筋をよく使うアーサナ
筋力強化：ゴムカーサナ、アド・ムカ・シュヴァナーサナ、逆プランク
ストレッチ：腕回し、下向きのサボテンの腕（肩関節の内旋）

小円筋

TERES MINOR

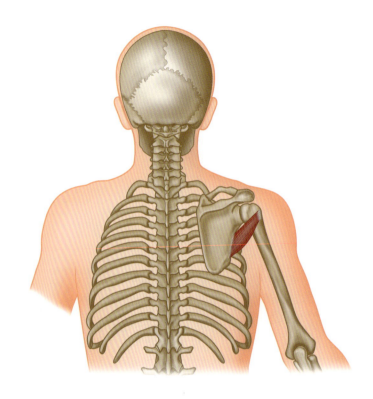

ラテン語
teres：丸い、よい形をした
minor：小さい

起始
肩甲骨外側後面

停止
上腕骨大結節の下部

作用
肩関節の外旋、内転（わずかに作用）。回旋筋腱板として、肩関節の上方脱臼を防ぐ。

神経
腋窩神経（C5、C6）

基本動作
例：後ろ髪をブラシでとく。

損傷の原因
肩関節の過度な外旋

この筋をよく使うアーサナ
棘下筋（p109）を参照

肩甲下筋
SUBSCAPULARIS

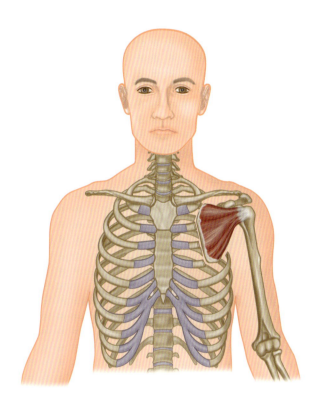

ラテン語
sub：下、scapula：肩甲骨

肩甲下筋は腋窩の後壁をつくる。

起始
肩甲骨前面の肩甲下窩

停止
上腕骨小結節

作用
肩関節の内旋。回旋筋腱板として、肩甲下筋は肩甲上腕関節を安定させ、肩関節の上方脱臼を防ぐ。

神経支配
肩甲下神経（C5、C6）

基本動作
例：後ろのポケットに手を伸ばす。

損傷の原因
肩関節の過度な内旋

この筋をよく使うアーサナ
筋力強化：ゴムカーサナ、腕で支える動きをするすべてのアーサナ、バカーサナ、サボテンの腕、プランク
ストレッチ：腕を後ろに回して手掌を上方に向ける

烏口腕筋
CORACOBRACHIALIS

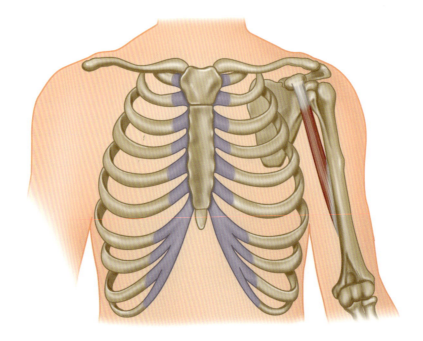

ギリシャ語
korakoeides：カラスのような

ラテン語
brachialis：腕に関係する

烏口腕筋はカラスのくちばしに似ていることが名称の由来。上腕二頭筋短頭と協働するが、肩関節を安定させる働きもあるため回旋筋腱板と似ている。回旋筋腱板の筋肉ではない。

起始
肩甲骨の烏口突起

停止
上腕骨中部の内側面

作用
肩関節の内転（わずかに）、肩関節の屈曲補助、肩関節の安定

神経支配
筋皮神経（C5-C7）

基本動作
例：モップをかける。回旋筋腱板を補助する。

この筋をよく使うアーサナ
回旋筋腱板を使うアーサナが当てはまる。

注意：上腕二頭筋と上腕三頭筋は肩関節の筋肉であるが、肘関節のほうがより密接な関係にある。

6. 肩と上腕の筋肉

ゴムカーサナ／牛の顔のポーズ／レベル2
Gomukhasana

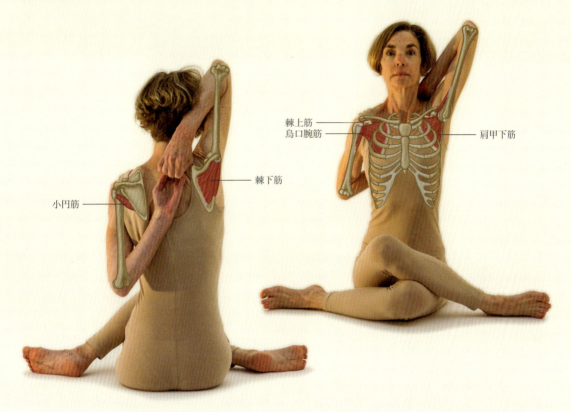

go＝牛、mukha＝顔

意識すること
呼吸、ストレッチ、胸の開き、体幹の引き締め、柔軟性、視線、集中

動きとアライメント
背すじを伸ばす、肩関節の内転・内旋・外旋、肩甲骨の上方回旋と下方回旋、肘関節の屈曲、股関節の屈曲・内転・外旋、膝関節の屈曲、足関節の内反。前腕は脊柱と重なるようにするのが理想的で、上の膝は下の膝の直上にもってくる。

テクニック
座位から、一方の脚を曲げてもう一方の下に置く。膝は上下にそろうようにして、足は左右両側に出す。体重は坐骨の直上に乗るようにして、体幹と骨盤底を引き締める。片腕を上げて肘を曲げ、脊柱の上部に手掌を置く。もう片方の腕は後ろから回して、手掌を上に向ける。上に組んだ脚と反対側の腕が上になるようにする。

ヒント
このポーズは腕と骨盤の両方に負荷がかかるので、その部位を開く他のポーズを終えてから行ったほうがよい。無理をするのではなく、徐々にこのアーサナに慣らしていくこと。背部で手が届かないときは、手と手の間にストラップを持つこと。足はスカーサナの位置か、股関節が硬ければ椅子の上で行ってもよい。肩関節、股関節、肘関節に問題を抱えている場合は行ってはいけない。

カウンターポーズ
反対側も同様に行ってから、バッダ・コナーサナを行う。

113

肘関節

構造
　肘関節は上腕骨、橈骨、尺骨の間にできる3つの関節（腕尺関節、腕橈関節、上橈尺関節）からなる。橈骨と尺骨は前腕の骨で、尺骨が内側に位置する。上腕骨の遠位端に位置する上腕骨滑車と上腕骨小頭に、それぞれ尺骨、橈骨が合わさって関節をつくる。

動き
　肘関節（腕尺関節）は典型的な蝶番関節で、動きは屈曲と伸展の2つである。これらの動きは矢状面上だけで起こる。肘関節を過伸展できる人もいるが、これはヨガにおいては禁忌であるため、注意が必要である。

靱帯
　筋肉と靱帯が協働することで、関節に安定性と可動性が生まれる。ヨガのアーサナにおいても重要で、すべての関節は強靱かつ柔軟でなければならない。
　肘関節では、内側側副靱帯が関節の内側を、外側側副靱帯が関節の外側を支持している。内側側副靱帯は前・中・後の3部分に分けることができ、外側側副靱帯は三角形の強靱な靱帯である。

筋肉
　肘関節前面にある主な筋肉は上腕二頭筋、上腕筋、腕橈骨筋である。後面には上腕三頭筋と肘筋がある。これらの筋肉（腱）は肘関節をまたいで付着しており、関節を強化している。前面の筋肉は屈筋、後面は伸筋である。前腕のその他の筋肉も屈曲を補助するが、収縮力は弱いためここには含まない。
　上腕二頭筋は2つの筋頭を、上腕三頭筋は3つの筋頭を持つ。これらの筋肉は肩関節と肘関節をまたいでいる。上腕二頭筋は橈尺関節、腕尺関節、肩関節を動かす。
　次ページ以降を読むと、肘関節の屈筋群は似通った部分があり、アーサナでも同じように使うことに気づくだろう。これらの筋肉の収縮力は、前腕が回内位なのか回外位なのかによっても変化する（7章参照）。

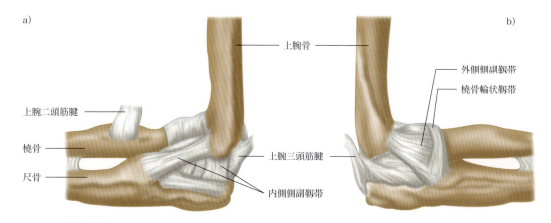

図6-6　肘関節の靱帯　a 内側　b 外側

上腕二頭筋
BICEPS BRACHII

肘関節屈筋

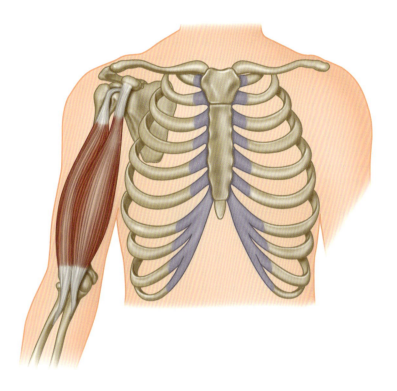

ラテン語
biceps：2つの頭
brachii：腕に関係する

上腕二頭筋は3つの関節を動かす。起始部には2つの筋頭があり、2つの腱が停止する。上腕二頭筋短頭は烏口腕筋とともに腋窩の一部をなす。

起始
短頭：肩甲骨の烏口突起
長頭：肩甲骨の関節上結節

停止
橈骨粗面の後部、上腕二頭筋腱膜

作用
肘関節の屈曲、前腕の回外（コルク抜きを回す動作をする筋として説明できる）、肩関節の屈曲（弱い）

神経支配
筋皮神経（C5、C6）

基本動作
例：物を拾う、口に食べ物を運ぶ。

損傷の原因
肘を曲げて重い物を持ち上げる。ヨガではチャトランガ・ダンダーサナなどを誤った方法で行ってしまった場合。

この筋をよく使うアーサナ
筋力強化：バカーサナ、前腕でバランスをとるすべてのポーズ（例：シルシャーサナ）
ストレッチ：体の後ろで手を組む

上腕筋
BRACHIALIS

肘関節屈筋

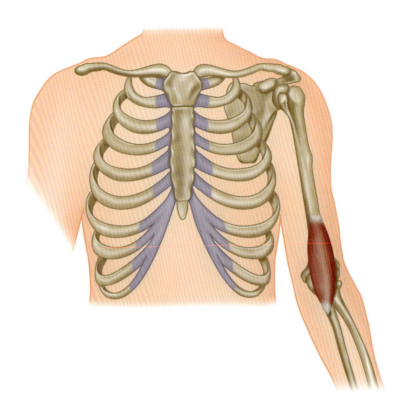

ラテン語
brachialis：腕に関係する

上腕筋は上腕二頭筋の深層に位置する、肘関節の主な屈筋である。筋線維の一部は上腕二頭筋と連結している。

起始
上腕骨前部の下（遠位）3分の2

停止
尺骨粗面

作用
肘関節の屈曲

神経支配
筋皮神経（C5、C6）

基本動作
例：口に食べ物を運ぶ。

損傷の原因
肘を曲げて重い物を持ち上げる。ヨガではチャトランガ・ダンダーサナで体を下げる際に不適切に行うと損傷の原因となる。

この筋をよく使うアーサナ
筋力強化：バカーサナ、前腕でバランスをとるすべてのポーズ（ウサギのポーズ、イルカのポーズ、シルシャーサナ）
ストレッチ：体の後ろで手を組む

6. 肩と上腕の筋肉

腕橈骨筋
BRACHIORADIALIS

肘関節屈筋

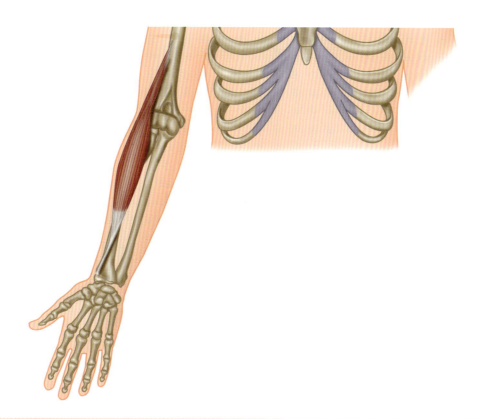

ラテン語
brachium：腕
radius：杖、車輪のスポーク

腕橈骨筋は浅層筋に分類され、肘窩の外側縁をつくる。抵抗をかけながら収縮したときに、筋肉が盛り上がるのが目視できる。

起始
上腕骨の外側下部

停止
橈骨の茎状突起

作用
肘関節の屈曲

神経
橈骨神経（C5、C6）

基本動作
例：コルクを抜く。

損傷の原因
肘を曲げて重い物を持ち上げる。ヨガではチャトランガ・ダンダーサナで体を下げる際に、不適切に行うと損傷の原因となる。

この筋をよく使うアーサナ
筋力強化：バカーサナ、前腕でバランスをとるすべてのポーズ（ウサギのポーズ、イルカのポーズ、シルシャーサナ）
ストレッチ：体の後ろで手を組む

バカーサナ／カラスのポーズ／レベル２
Bakasana

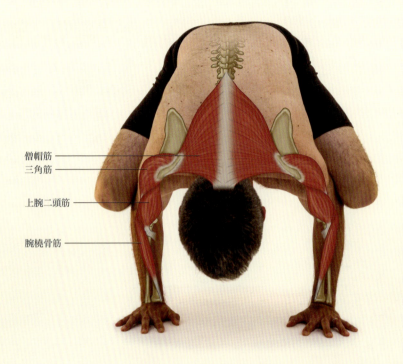

僧帽筋
三角筋
上腕二頭筋
腕橈骨筋

baka＝鶴

意識すること
呼吸、腕と体幹の強さ、バランス

動きとアライメント
肩関節と肘関節の屈曲、手関節の伸展、股関節の屈曲と外旋、膝関節の屈曲、足関節の底屈。肘関節は手関節の真上に位置させる。

テクニック
マラーサナ（スクワット）から、両手掌を前下方の床につけ、肘関節は屈曲して両膝関節は上腕三頭筋の上に置く。体幹を引き締め、両脚を持ち上げて、両腕で体重を支える。視線はマットの前方に向ける。

ヒント
このポーズは通常、すべての立位のポーズが終わったクラスの後半に行う。チャトランガ・ダンダーサナで、まず両腕のウォームアップを済ませておくとよい。バカーサナを行うためには腕と手関節が強く、体もバランスがとれていなければならない。前に倒れがちな人はブランケットを敷くとよい。足の位置を変えて行う応用編もある。

カウンターポーズ
セツバンダーサナ

6. 肩と上腕の筋肉

上腕三頭筋
TRICEPS BRACHII

肘関節伸筋

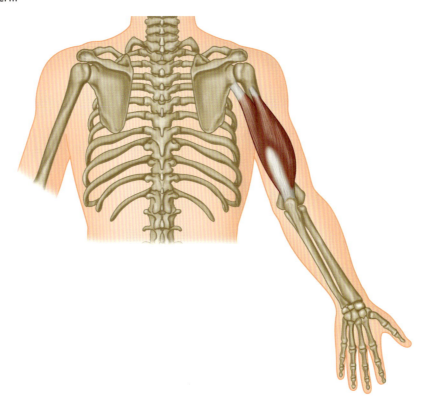

ラテン語
triceps：3つの頭
brachii：腕の

上腕三頭筋は3つの筋頭を持ち、上腕の後面を走行する。

起始
長頭：肩甲骨の関節下結節
外側頭：上腕骨の後面（橈骨神経溝の外側）
内側頭：上腕骨の後面（橈骨神経溝の内側）

停止
尺骨の肘頭

作用
全体：肘関節の伸展
長頭：肩関節の内転・伸展

神経支配
橈骨神経（C6–C8）

基本動作
例：物を投げる、ドアを押して閉める。

損傷の原因
重い物を投げる。肘関節の過伸展。ヨガではプランクまたはサポートなしのプールヴォッタナーサナ。

この筋をよく使うアーサナ
筋力強化：すべてのプランクのポーズ（ハイプランク、サイドプランク、逆プランク）、チャトランガ・ダンダーサナ、アド・ムカ・ヴリクシャーサナ
ストレッチ：ガルーダーサナ

119

肘筋

ANCONEUS

肘関節伸筋

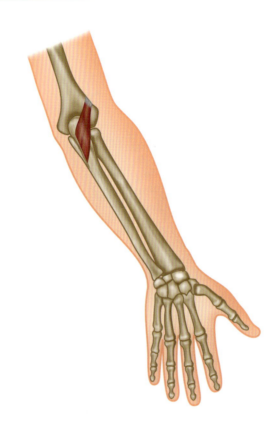

ラテン語
anconeus：肘の

起始
上腕骨の外側上顆

停止
尺骨の肘頭外側面

作用
肘関節の伸展（上腕三頭筋の補助）、肘関節の安定

神経支配
橈骨神経（C7、C8）

基本動作
例：物を押し出す。

損傷の原因
重い物を押し出す。肘関節の過伸展。ヨガではプランクまたはサポートなしのプールヴォッタナーサナ。

この筋をよく使うアーサナ
筋力強化：すべてのプランクのポーズ（ハイプランク、サイドプランク、逆プランク）、チャトランガ・ダンダーサナ、アド・ムカ・ヴリクシャーサナ
ストレッチ：ガルーダーサナ

上腕三頭筋と肘筋は、アルダ・プールヴォッタナーサナでも図示（p98）。両脚をまっすぐに伸ばしたプールヴォッタナーサナは次ページ参照。

プールヴォッタナーサナ／上向きの板のポーズ／レベル1
Purvottanasana

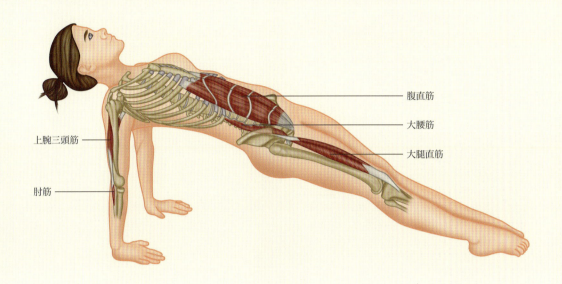

purva＝前、ut＝激しい
tan＝ストレッチ

意識すること
呼吸、力強さ、ストレッチ、サポート、肩関節と股関節を開く

動きとアライメント
背すじを伸ばす、肩関節の伸展、肩甲骨の前傾、肘関節と手関節の伸展、股関節と膝関節の伸展、足関節の底屈。体をまっすぐにする。

テクニック
ダンダーサナから、両手を股関節の後ろに置く。指先は前方に伸ばす。踵を床に押しつけながら骨盤を引き上げる。視線は空に向ける。

ヒント
肩関節に問題がある場合は、骨盤を床につけたままにし、両肩関節のストレッチをメインに行う。クラスのどのタイミングで行ってもよいが、特に座位のポーズが続いた後が効果的。

カウンターポーズ
ダンダーサナ、座位で前屈するすべてのアーサナ

シルシャーサナ／頭立ちのポーズ／レベル2
Sirsasana

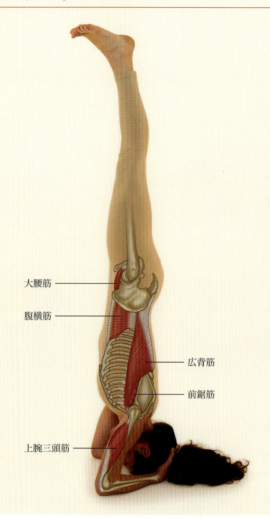

上半身を安定させる筋肉を活用するアーサナの王様

sirsa＝頭

サーランバ・シルシャーサナと呼ばれることもある（補助付きの頭立ちのポーズ）。

意識すること
呼吸、力強さ、バランス、体幹保持、決意、精神の安静、リンパの刺激、治癒

動きとアライメント
背すじを伸ばす、肩関節の屈曲、肩甲骨の安定、肘関節の屈曲、膝関節の伸展、足関節の背屈・底屈。骨盤と股関節を中間位に保ったまま、体を逆さまに立たせる。

テクニック
ヴァジュラーサナから、両手を組んだ状態で前腕を前方の床につける。後頭部を手掌につけて、頭頂部に荷重がかからないように前腕はしっかりと床につける。股関節を肩関節の真上に来るように持ち上げる。体幹を引き締めてバランスがとれたら両足を空に向かってまっすぐ伸ばす。

ヒント
目の病気や血圧に問題のある場合は、十分な注意が必要である。初心者は壁や他の人に補助してもらうこと。逆立ちするときも戻るときもゆっくり行う。体幹を引き締めることで腰椎を保護し、肋骨をリラックスすることが大切。人によっては、シルシャーサナは非常に難しい。このポーズができたときには自信がつく。最大で3分間ポーズを維持すること。クラスの最後の方に行うとよい。

カウンターポーズ
セツバンダーサナ

7 前腕と手の筋肉

手関節と手は27の骨、多くの靱帯、筋、腱から成る。これらが前腕を形づくり、指先の細かい動きを可能としている。2つの骨が連結した部分を関節と定義すると、どれほど多くの数の関節がここにあるか想像できるだろう。この章では、ヨガに関連する主な関節を紹介する。

橈尺関節

構造

橈尺関節は橈骨と尺骨が近位と遠位の両方でつくる関節である。これは前腕を回旋するための関節で、アド・ムカ・シュヴァナーサナなどで使う。よく肘関節と間違われるが、橈尺関節は車軸関節である。つまり、一軸関節で水平面上でのみ動く。

動き

回内と回外は橈尺関節の動きによって起こる。回外は手掌が前を向く（解剖学的正位）動きで、「パームアップ」とも呼ばれる。橈骨は尺骨と平行になるまで外旋する。回内は手掌が後ろを向く動きで、「パームダウン」と呼ばれる。橈骨は尺骨と交差するように内旋する。

橈尺関節に関連する筋肉の強化やストレッチよりも、回内筋、回外筋（回内・回外に関わる一連の筋群）のバランスが保たれることが大切である。例えばヴィラバドラーサナ2の前腕は回内位であり、ここに回外の動きを加えることで肩甲骨が正しい位置に安定し、肩関節を「ちょうどいいポジション」におさめることができる。次に回内位に戻すと、その違いがはっきりとわかる。

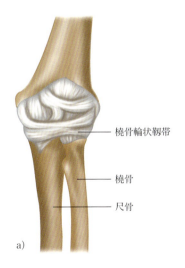

a)

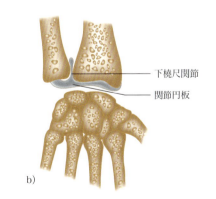

b)

図7-1 橈尺関節
▶ a 上橈尺関節（近位）　b 下橈尺関節（遠位）

円回内筋
PRONATOR TERES

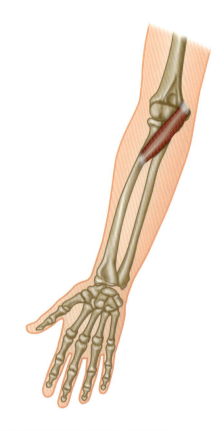

ラテン語
pronare：前屈する
teres：丸い、よく形づくられた

橈側手根屈筋、長掌筋、尺側手根屈筋と同様に前腕の浅層筋の一部である。

起始
上腕頭：上腕骨内側上顆
尺骨頭：尺骨鉤状突起の内側縁

停止
橈骨の外側面

作用
前腕の回内、肘関節の屈曲補助

神経支配
正中神経（C6-C7）

基本動作
例：容器から液体を注ぐ。

損傷の原因
硬い物を繰り返しねじる動き

この筋をよく使うアーサナ
マツヤーサナ、ガルーダーサナ（レベル1：手掌は外側に向ける）、アルダ・プールヴォッタナーサナもしくはプールヴォッタナーサナで指を骨盤に向ける。ヴィラバドラーサナ2、ヴィパリータ・ヴィラバドラーサナ（下の腕）

7. 前腕と手の筋肉

方形回内筋
PRONATOR QUADRATUS

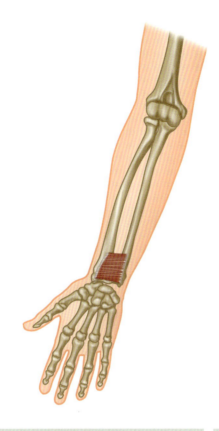

ラテン語
pronare：前屈する
quadratus：正方形

深指屈筋や長母指屈筋と同様に、前腕前部の深層筋の1つである。

起始
尺骨前面の遠位4分の1

停止
橈骨前面の遠位4分の1

作用
前腕の回内。橈骨と尺骨をつなげる。下橈尺関節の負担軽減。

神経支配
正中神経（C7-T1）

基本動作
例：容器から液体を注ぐ。

損傷の原因
硬い物を繰り返しねじる動き

この筋をよく使うアーサナ
円回内筋の項目を参照

125

マツヤーサナ／魚のポーズ／レベル1
Matsyasana

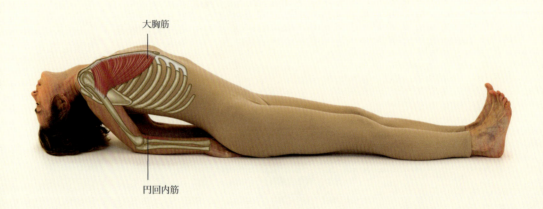

大胸筋

円回内筋

マツヤーサナは脊柱を伸展させるアーサナだが、前腕を回内させ、上半身を支えるために手掌を地面につける。

matsya＝魚

意識すること
呼吸、力強さ、ストレッチ、胸部と腹部を開く、内臓と上位チャクラの刺激

動きとアライメント
脊柱の伸展、肩甲骨の内転、肘関節の屈曲、橈尺関節の回内、手関節の伸展、足関節の背屈。下半身は伸ばして、心臓は頭よりも高い位置に保つ。

テクニック
仰臥位で、両腕を尾骨に当てるようにし、手は仙骨の枕になるように置く。骨盤をしっかりと地面につけ、肋骨を上げて開く。前腕を補助として上半身を持ち上げながら、肘関節を自然に屈曲する。頭は床や枕、ブロックの上に置く。

ヒント
目の病気や血圧に問題のある場合、頭を逆さまにするポーズには十分な注意が必要。リストラティブヨガで行うには背中の真下にブロックを置いてサポートしてもよい。目を閉じてリラックスすること。このポーズはクラスの終盤に行うとよい。ヘッドスタンドやショルダースタンドなどのカウンターポーズとして取り入れるのが好ましい。

カウンターポーズ
シャヴァーサナ

回外筋

SUPINATOR

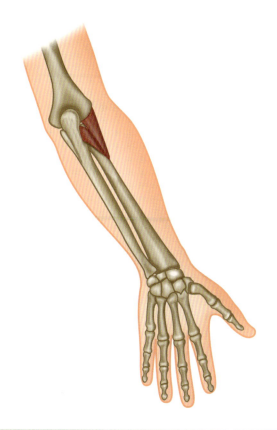

ラテン語
supinus：仰向けになる

前腕後部の深層筋である回外筋は、浅層筋にほとんどが覆われている。

起始
上腕骨外側上顆、外側側副靱帯、橈骨輪状靱帯

停止
橈骨の近位外側後面

作用
前腕の回外

神経支配
橈骨神経（C5-C7）

基本動作
例：ドアノブやドライバーを回す。

回外は解剖学的正位と同様の肢位である。上腕二頭筋と腕橈骨筋は回外作用を補助し、回外筋と協働する。

損傷の原因
ラケットを使うスポーツでの無理なバックハンド、硬いものを繰り返しねじる動き

この筋をよく使うアーサナ
ガルーダーサナ（レベル2）、アルダ・プールヴォッタナーサナもしくはプールヴォッタナーサナ（指は骨盤と逆向き）、ヴィパリータ・ヴィラバドラーサナ（上の腕）

ガルーダーサナ／ワシのポーズ／レベル2
Garudasana

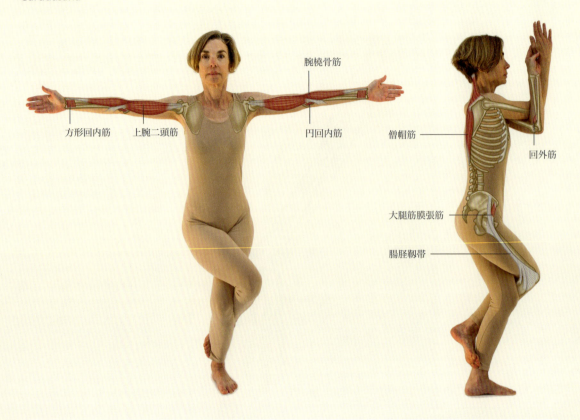

Garuda＝インド神話に出てくるワシの神

意識すること
呼吸、力強さ、ストレッチ、バランス、体幹の安定、視点、力、集中

動きとアライメント
背すじを伸ばす、肩関節の外転（地面と水平）、肩甲骨の外転、肘関節の屈曲と伸展、橈尺関節の回外、股関節の屈曲と内転、膝関節の屈曲、足関節の背屈。上半身は頭から骨盤まで、できるだけまっすぐに保つ。

テクニック
両腕：タダーサナから両腕を横に伸ばし、両肘を交差させ、肩甲骨を離す。肘関節を屈曲し、手掌を合わせる。

両脚：膝を軽く曲げて、片脚で立つ。もう片方の脚を絡めて大腿部を交差させ、浮かせた足は軸足の後ろに巻きつける。ガルーダーサナけ立位のアーサナの終盤に行う。

ヒント
ガルーダーサナは、両方の肩と股関節が内転（前額面上）している珍しいポーズである。椅子に座っているようなポジションができるようになるには、骨盤底を引き上げ、体幹を引き締めなければならない。腹筋を引き上げて尾骨を落とす。目線はまっすぐ前に置く。浮かせた足のつま先を床につけてサポートしてもよい。

カウンターポーズ
タダーリノ

手関節と手

構造

　ヨガのポーズは手によって支えられる。手関節は一般的に、橈骨手根関節を指す。橈骨と尺骨、近位の手根骨が手関節をつくる。近位の手根骨とはすなわち、舟上骨、月状骨、三角骨、豆状骨である。

　手根骨の遠位の列は大菱形骨、小菱形骨、有頭骨、有鈎骨から成り、5つの中手骨と関節を形成する。母指は2つ、他の四指は3つの指骨から成る。これがすべての手の骨である。

動き

　手関節は楕円関節であり、屈曲、伸展、外転、内転の作用がある。これらの動きを組み合わせて分回し運動と呼ぶ。手をヨガのポーズのサポートに使うとき、手関節は主に伸展している。これは手関節がよく屈曲することに対する反対の動きである。

　手根中手関節と中手指節関節もまた楕円関節である。指節間関節は蝶番関節であり、指の屈曲と伸展が起こる。

　母指の手根中手関節は鞍関節である。屈曲、伸展、外転、内転の他に、「対立」によって母指は他の指とそれぞれ合わせることができる。この動きがなければ、人類はここまで進歩しなかったであろう。人間の持つ特別な手の機能は、火をおこし、道具をつくり、世界を形づくってきた。この対立運動が人間を他の霊長類とは別のものにしている。

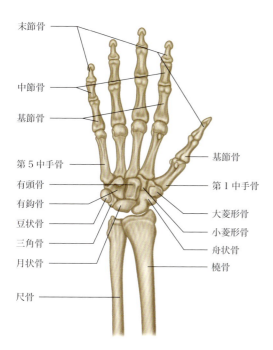

図7-2 手の骨

手関節屈筋群
WRIST FLEXORS

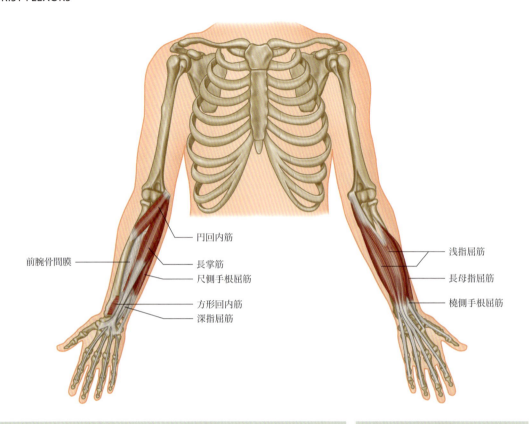

ラテン語
flectere：曲げる

手関節屈筋群は橈側手根屈筋、長掌筋、尺側手根屈筋を含む。

起始
上腕骨内側上顆の屈筋群起始部

停止
手根骨、中手骨、指骨

作用
手関節の屈曲
（橈側手根屈筋は外転、尺側手根屈筋は内転作用もある）

神経支配
橈側手根屈筋：正中神経(C6-C8)
長掌筋：正中神経 (C6-T1)
尺側手根屈筋：尺骨神経(C7-T1)

基本動作
例：ロープを自分の方に引く、斧を振り回す。

筋短縮や筋拘縮時の問題
ゴルフ肘（上腕骨内側上顆炎）、手根管症候群

損傷の原因
転倒時に手で体を支える。

この筋をよく使うアーサナ
筋力強化：前腕回外位でのムードラ（手の位置）、握った拳を回す
ストレッチ：手でバランスをとるポーズ、テーブルポジション、アンジャリ・ムードラ（合掌）、パッシマ・ナマスカーラ（背面で行う合掌）

指関節屈筋群

FINGER FLEXORS

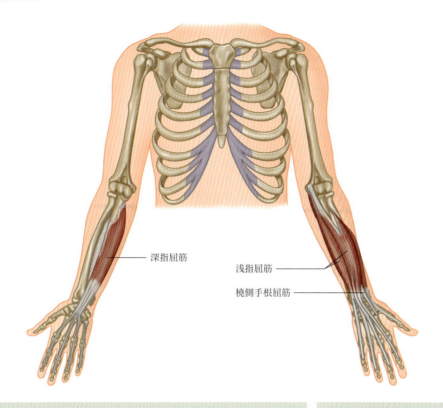

深指屈筋

浅指屈筋

橈側手根屈筋

ラテン語
flectere：曲げる

指関節屈筋群は、浅指屈筋と深指屈筋を含む。

起始
浅指屈筋：上腕骨内側上顆、尺骨の鈎状突起、橈骨の前縁
深指屈筋：尺骨の内側前面

停止
浅指屈筋：第2-5指の中節骨
深指屈筋：第2-5指の末節骨基部

作用
浅指屈筋：第2-5指の屈曲と手関節の屈曲補助
深指屈筋：第2-5指の屈曲（この筋だけが末節骨を動かすことができる）

神経支配
浅指屈筋：正中神経（C6-C8）
深指屈筋：正中神経（C8-T1）、尺骨神経（C8-T1）

基本動作
例：ブリーフケースを持つときに取っ手に指をかける、蛇口を掴む、タイピング、ピアノや弦楽器の演奏。

筋短縮や筋拘縮時の問題
ゴルフ肘（上腕骨内側上顆炎）、手根管症候群

損傷の原因
転倒時に手で体を支える。

この筋をよく使うアーサナ
手関節屈筋群の項目（p130）を参照

ギアナ・ムードラ／知恵の印／レベル1
Jnana (or OM) Mudra

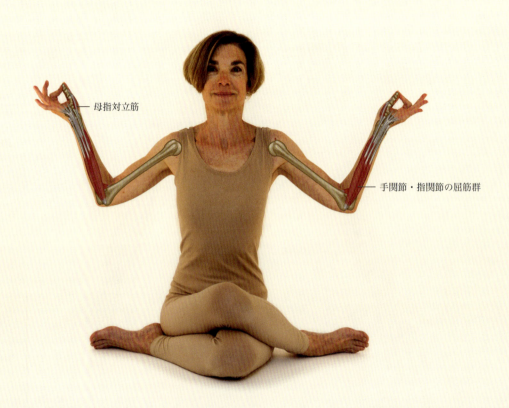

jnana＝知識、知恵、mudra＝印

意識すること
意識と身体のつながり、エネルギーの流れ、精神的な明晰さ、コミュニケーション、回復、心の集中、平和

動きとアライメント
背すじを伸ばす、股関節の屈曲（ポジションによる）、手関節と指関節の屈曲、母指の対立。体の受容性を高める。

テクニック
座った状態で母指と示指を合わせて印を結び、エネルギーを蓄える。

ヒント
このポーズは瞑想や呼吸法のときに行う。示指は木星と関連し、母指はエゴと関連する。クラスのどのタイミングで行ってもよいが、意識を内側に集中させたいときに行うとよい。この手の位置は、さまざまなアーサナで用いられる。

カウンターポーズ
シャヴァーサナ

手関節伸筋群
WRIST EXTENSORS

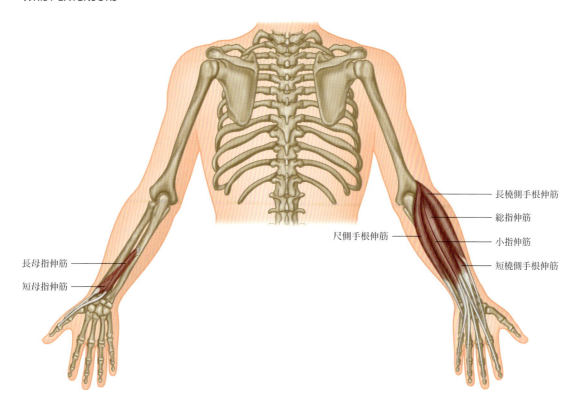

長橈側手根伸筋
総指伸筋
尺側手根伸筋
小指伸筋
短橈側手根伸筋
長母指伸筋
短母指伸筋

ラテン語
extendere：伸展する

手関節伸筋群は長橈側手根伸筋、短橈側手根伸筋、尺側手根伸筋を含む。

起始
上腕骨外側上顆

停止
中手骨底

作用
手関節の伸展
(長・短橈側手根伸筋は手関節外転、尺側手根伸筋は手関節内転作用もある)

神経支配
長・短橈側手根伸筋：橈骨神経(C6–C8)
尺側手根伸筋：橈骨神経(C7–C8)

基本動作
例：生地をこねる、タイピング、窓を拭く。

筋短縮や筋拘縮時の問題
テニス肘(上腕骨外側上顆炎)

損傷の原因
転倒時に手で体を支える。

この筋をよく使うアーサナ
筋力強化：
手でバランスをとるポーズ(アド・ムカ・ヴリクシャーサナ)
プランクの位置をとるポーズ(アド・ムカ・シュヴァナーサナ、ウールドヴァ・ムカ・シュヴァナーサナ)

ストレッチ：指関節を屈曲するポーズ(拳をつくる)、手関節を屈曲するポーズ、指を組んで手関節を回す動き

総指伸筋
FINGER EXTENSORS

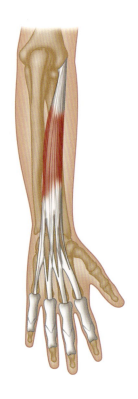

ラテン語
extendere：伸展する

起始
上腕骨外側上顆

停止
第2-5指の中節骨と末節骨

作用
第2-5指の伸展、手関節の伸展

神経支配
橈骨神経（C7-C8）

基本動作
例：手に握っていた物を離す動作。

損傷の原因
転倒時に手で体を支える。

この筋をよく使うアーサナ
手関節伸筋群の項目（p133）を参照

7. 前腕と手の筋肉

アド・ムカ・ヴリクシャーサナ／下向きの木のポーズ／レベル1、2
Adho Mukha Vrksasana

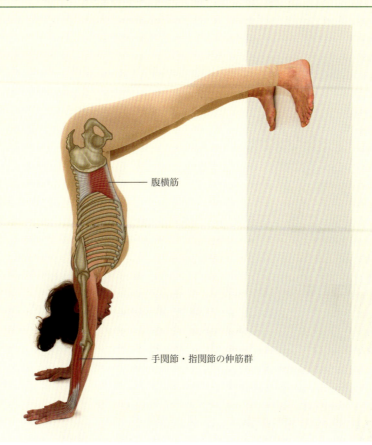

腹横筋

手関節・指関節の伸筋群

adho＝逆向き、mukha＝顔
vrksasana＝木

意識すること
呼吸、力強さ、安定、体感、サポート、バランス、活性化、決断、安静

動きとアライメント
背すじを伸ばす、肩関節の屈曲、肩甲骨の安定、肘関節・手関節・指関節の伸展、股関節と膝関節の伸展、足関節の背屈・底屈。体幹はタダーサナのようにアライメントを保ち、逆さまとなる。

テクニック
上図のアーサナは、股関節を屈曲して壁に足をつけているのでレベル1である（完全な逆立ちは、両腕で体重を支えるのでレベル2とする）。
最初に、壁から自分の脚の長さだけ離れて、背を向けて立つ。前屈（ウッタナーサナ）して、両手を床につけ、踵をアド・ムカ・シュヴァナーサナのようにして、壁の下につける。ここで数回呼吸し、体と腕をウォームアップする。肩を手関節の上に移動させ、L字になるまで少しずつ壁を登る。腕と同様に体幹の筋肉を意識して、ここで1分間保持する。

ヒント
目の疾患や血圧に問題のある場合は、頭を逆さまにするポーズには十分な注意が必要である。このアーサナは、腕と肩に大きな負担をかけるため、壁のある場所で行うのが望ましい。上図のアーサナができたら、次は両腕だけで支えるポーズをとる準備ができたことになる。他の人が側に立って、アライメントをチェックしてもらうとよい。このアーサナは、マットに戻る前のクラスの終盤に行うとよい。

カウンターポーズ
マツヤーサナ、セツバンダーサナ、バラーサナ

135

母指の筋群

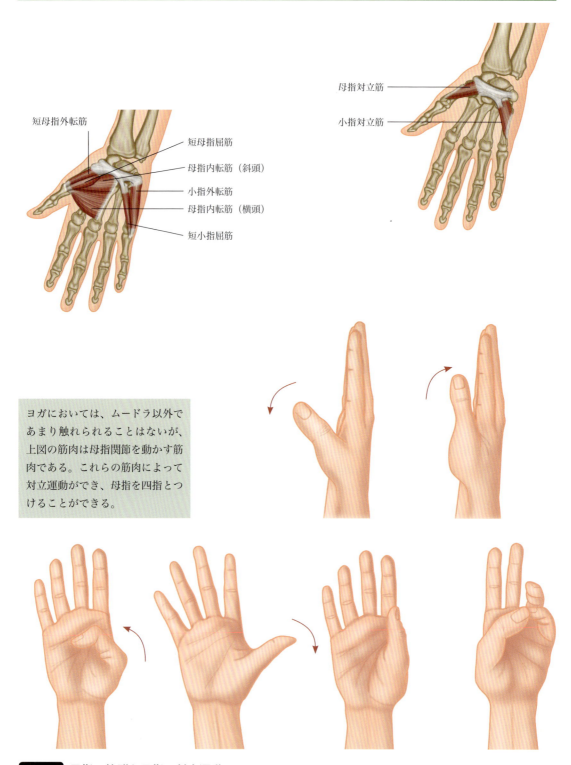

ヨガにおいては、ムードラ以外であまり触れられることはないが、上図の筋肉は母指関節を動かす筋肉である。これらの筋肉によって対立運動ができ、母指を四指とつけることができる。

図7-3 母指の筋群と母指の対立運動

8 股関節の筋肉

股関節

寛骨大腿関節、いわゆる股関節は人体で最大の球関節である。ヨガではさまざまな場面で非常によく使われる。片脚または両脚で立つアーサナや、バックベンドで特に重要である。体幹を前屈するときは、常に股関節も屈曲する。蓮華座のような座位では、筋肉が強く収縮していないにもかかわらず、股関節は屈曲して外側に回旋する。ブジャンガーサナやダヌラーサナのような伏臥位では、股関節の屈筋群をストレッチしつつ伸筋群を強化するが、仰臥位ではその働きはさまざまである。両腕を使うバランスポーズも股関節と密接な関係がある。

構造

股関節の寛骨の部分には、股関節の関節窩がある。この凹みが大腿骨の骨頭とともに関節を形成する。建築学的に表現すれば、骨盤はキーストーンであり、2つの大腿骨はアーチのような構造を支えている場所に当たる。この構造によって股関節は構造的に丈夫で安定している。

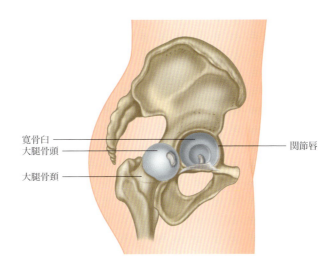

図8-1 股関節の構造

結合組織

全部で3つの重要な靭帯がある。腸骨大腿靭帯（Y靭帯）は、関節の前部を保持し、股関節の伸展と外旋を制限する。必要以上に引き伸ばされた靭帯は必ずしも元の長さに戻るとは限らないため、オーバーストレッチすると関節が不安定になってしまう。これは他のどの関節にも言えることであるが、ヨガの生徒が自分の体の限界を超えて無理をしたときにケガが生じる。坐骨大腿靭帯は寛骨臼の縁の裏から始まって大腿骨へ、恥骨大腿靭帯は恥骨からY靭帯の線維に付着する。これらが他の小さな靭帯とともに股関節を安定させている。寛骨臼の関節唇は関節窩周囲にある輪状の組織で、股関節の衝撃を和らげる。関節唇が損傷すると関節周辺の痛みにつながる。構造的な問題、急性の損傷、間違った体の使い方などが原因で痛みが起こり、それを緩和するためのヨガのポーズがある。

動き

大腿前面の筋肉は股関節を屈曲し、外側の筋肉は外転させ、後面の筋肉は伸展させ、内側の筋肉は内転させる。ほとんどの筋肉は内旋もしくは外旋に関わっている。本章で紹介する殿部の深層筋は股関節の外旋と骨盤の安定に関わっている。そのほかにも、大腿外側には腸脛靭帯（ITバンド）という重要な構造があり、膝関節の安定に関連する。腸脛靭帯は大殿筋、大腿筋膜張筋、骨盤から膝関節にかけての筋膜から成る。

筋肉

股関節の筋肉は骨盤から大腿骨に付着し、一部は膝関節まで届くことから二関節筋である。多くの筋肉は股関節で複数の動きに関わる。

ヨガは股関節の3つの軸においてバランス、筋力強化、ストレッチができる完璧なエクササイズである。ヴィラバドラーサナでは前脚の股関節屈筋が強化されるとともに後ろ脚の股関節屈筋がストレッチされる。ヴリクシャーサナでは軸足を強化し、曲げた方の筋肉は強化もしくはストレッチされる。

本章では、筋肉は屈筋群、伸筋群といったグループで扱い、アーサナはそれぞれのグループで説明する。股関節周辺を使うアーサナはたくさんあるため、「この筋をよく使うアーサナ」も参照のこと。

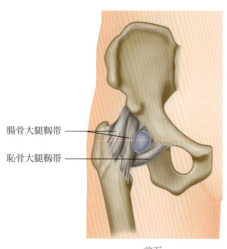 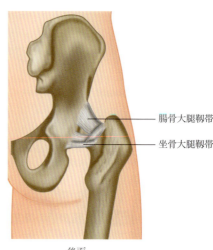

前面　　後面

図8-2 股関節の主な靭帯

8. 股関節の筋肉

大腿直筋
RECTUS FEMORIS

股関節屈筋
Main Hip Flexor

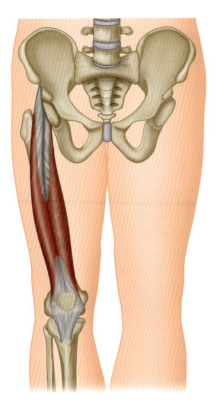

ラテン語
rectus：まっすぐ
femoris：大腿の

大腿直筋は外側広筋、内側広筋、中間広筋（広筋群は股関節ではなく膝関節で働く）を含む大腿四頭筋の1つであり、2つの起始を持つ。反回頭は四足歩行の動物で進化し、直頭は二足歩行の人類で発達している。紡錘形の羽状筋で股関節での働きは屈曲のみである。

起始
直頭（前頭）：下前腸骨棘
反回頭（後頭）：寛骨臼上縁

停止
膝蓋骨、膝蓋靱帯、脛骨粗面

作用
膝関節の伸展と股関節の屈曲（ボールを蹴るときはこの2つの動きが同時に起こる）、歩行時に踵が地面に着いたときに膝関節が屈曲するのを防ぐ。

神経支配
大腿神経（L2–L4）

基本動作
例：階段を昇る、自転車に乗る。

損傷の原因
跳躍、不自然な着地。長時間にわたる座位は筋力低下につながる。

この筋をよく使うアーサナ
ほとんどの立位のアーサナ
筋力強化：ウッティタ・ハスタ・パーダングシュターサナ、ヴィラバドラーサナ1・2・3（前脚）、ヴリクシャーサナ、ナヴァーサナ
ストレッチ：ダヌラーサナ、ヴィラバドラーサナ1・2・3（後ろ脚）、アンジャネヤーサナ、ランジ（後ろ脚）

139

縫工筋
SARTORIUS

股関節屈筋
Main Hip Flexor

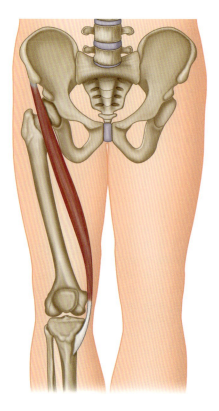

ラテン語
sartor：テーラー

縫工筋は靭帯で最も長い筋肉である。縫工筋の近位3分の1内側縁は大腿三角の外側面の境界となる（大内転筋が内側面の境界、鼠径靭帯が上部の境界）。縫工筋は、テーラーが行うような片脚をもう片方の脚に乗せて組む際に働き、瞑想やヨガのポーズでも頻繁に使われる。

起始
上前腸骨棘

停止
脛骨粗面の内側

作用
股関節の屈曲・外旋・外転、膝関節の屈曲、内旋

神経支配
大腿神経（L2–L4）

基本動作
例：足を組んで座る。

損傷の原因
例：重いボールを蹴る。長時間にわたる座位は筋力低下につながる。

この筋をよく使うアーサナ
大腿直筋（p139）の項目を参照、スカーサナ、パドマーサナ
ストレッチ：スプタ・ヴィラーサナ

8. 股関節の筋肉

腸腰筋
ILIOPSOAS

股関節屈筋
Main Hip Flexor

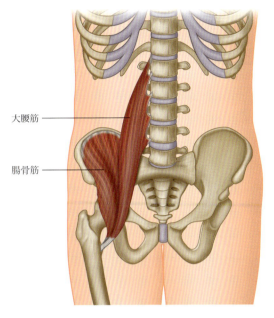

大腰筋
腸骨筋

ギリシャ語
psoa：腰の筋肉

ラテン語
major：大きい、iliacus：腰に関係する

大腰筋と腸骨筋はその位置と、内臓の緩衝材の役目を果たしていることから後腹壁の一部として考えられている。これらの筋肉の主な働きは、股関節の屈曲である（特に腸骨筋）。大腰筋は腰椎や股関節に付着していることから、骨盤の安定が役割であるといえる（p73参照）。
腸腰筋の詳細については『目醒める！大腰筋』（医道の日本社）を参照。

起始
大腰筋：第12胸椎と腰椎（T12-L5）の椎体・椎間円板、腰椎の肋骨突起

腸骨筋：腸骨窩

停止
大腿骨の小転子

作用
大腰筋：主として腰椎と股関節の安定、屈筋としては弱い。
腸骨筋：股関節の屈曲（強靭な屈筋、ボールを蹴るときなどに縫工筋とともに股関節を屈曲・外旋させる）。

神経支配
大腰筋：腰神経叢（L2-L4）
腸骨筋：大腿神経（L2-L4）

基本動作
例：坂道や階段を上る。

損傷の原因
腰椎の過度な前弯による腰痛、両側の筋肉が拘縮すると腰椎前弯が強調される。

この筋をよく使うアーサナ
大腿直筋（p139）の項目を参照
筋力強化：ウッティタ・ハスタ・パーダングシュターサナ
ストレッチ：セツバンダーサナ

141

ウッティタ・ハスタ・パーダーングシュターサナ／一本足のポーズ／レベル2
Utthita Hasta Padangusthasana

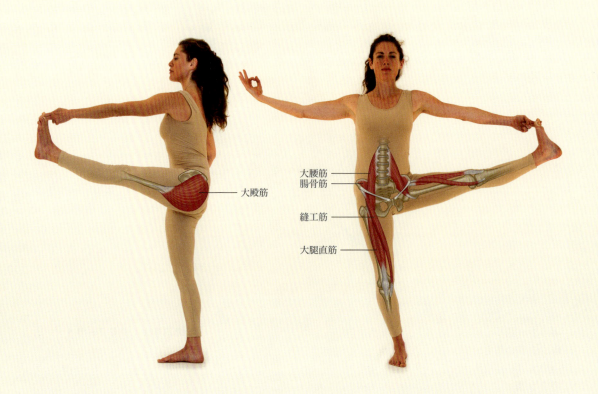

utthita＝伸展された、hasta＝手
pada：足、angusta＝母趾

意識すること
呼吸、力強さ、ストレッチ、バランス、体幹、集中力、視点

動きとアライメント
背すじを伸ばす、肩の安定、股関節の屈曲から外旋、股関節の背屈、頭から軸足のつま先までを一直線にする。

テクニック
タダーサナから片脚に体重を乗せながら、反対側の脚を胸の前まで上げる。上げた足の母趾を掴んだまま、脚全体をまっすぐに伸ばす。可能であれば手を離し、脚を地面と平行に保つ。背すじをまっすぐに伸ばす。股関節の屈筋と伸筋がしっかり温まってから行うとよい。

ヒント
片脚立ちになったとき、脚を前に出すときに体が後ろに反らないようにすることが重要である。壁やストラップを使ってもよい。骨盤を正面に向ける。さらに難しいポーズに挑戦する場合は、脚を真横に開き、上げた脚と反対の方向へ顔を向ける。また、簡単な方法として、上げた脚の膝を曲げて保持してもよい。左上の図では脚をまっすぐ伸ばす筋肉として大殿筋を図示した。

カウンターポーズ
タダーサナ

8. 股関節の筋肉

セツバンダーサナ／橋のポーズ／レベル1　　股関節屈筋のストレッチ
Setu Bandhasana

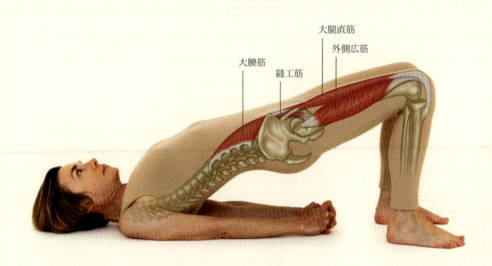

setu＝橋、bandha＝鍵

意識すること
呼吸、ストレッチ、力強さ、刺激、循環、沈静化、集中力、治癒

動きとアライメント
脊柱の伸展、肩の安定、股関節の伸展、膝関節の屈曲、肩は地面にしっかりとつけ、膝は足の真上に位置させる。

テクニック
仰臥位から、膝関節を屈曲して脚を骨盤の幅に開いてから、足底を地面につける。両手は骨盤の両脇に沿って置き、手指を踵に向けて手掌を地面につける。骨盤を持ち上げて、なるべく膝関節と一直線になるようにする。腰が十分に上がった状態で両手を組み、肩甲骨を近づけるようにする。

ヒント
このポーズを心地よく回復を促す目的で行うために、仙骨の下にブロックを置いてもよい。クラスのどのタイミングで行ってもよい。股関節前面を開くポーズである。

カウンターポーズ
シャヴァーサナ

大腿筋膜張筋
TENSOR FASCIAE LATAE

股関節外転筋
Main Hip Abductor

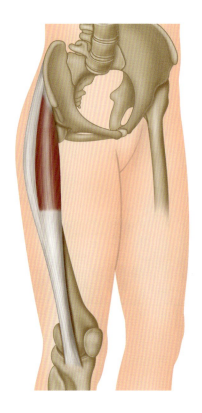

ラテン語
tendere：引き伸ばす、引く
fasciae：帯の、latae：広い

大腿筋膜張筋は股関節の外側に位置する。

起始
上前腸骨棘

停止
腸脛靭帯

作用
股関節の屈曲・外転・内旋。大腿筋膜を緊張させ、膝を安定させる。股関節の外旋を防ぐ。

神経支配
上殿神経（L4-S1）

基本動作
例：歩行

損傷の原因
過度のランニング、ハイキング、サイクリング、スクワット

この筋をよく使うアーサナ
筋力強化：パリガーサナ、プラサーリタ・パドゥッターナーサナ、股関節外転筋を使うほとんどの立位のアーサナ
ストレッチ：スプタ・マッチェンドラーサナ、エカ・パダ・カポターサナ（前脚）

中殿筋
GLUTEUS MEDIUS

股関節外転筋
Main Hip Abductor

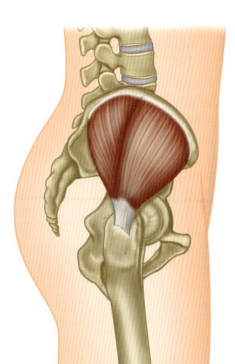

ギリシャ語
gloutos：殿部

ラテン語
medius：中間

中殿筋のほとんどは大殿筋に覆われているが、上部は大殿筋と大腿筋膜張筋の隙間から出ている。歩行時において中殿筋は小殿筋とともに、骨盤が上げた方の脚に向かって傾くのを防いでいる。

起始
腸骨外面

停止
大腿骨の大転子（外側面）

作用
全体：股関節の外転
前部：股関節の内旋、屈曲補助
後部：股関節の外旋

神経支配
上殿神経（L4-S1）

基本動作
例：小さいフェンスを横向きに飛び越える。

損傷の原因
大腿筋膜張筋の項目を参照

小殿筋
GLUTEUS MINIMUS

股関節外転筋
Main Hip Abductor

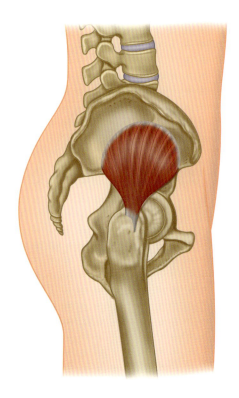

ギリシャ語
gloutos：殿部

ラテン語
minimus：最小の

小殿筋は中殿筋の深層に位置する。

起始
腸骨の外面

停止
大腿骨の大転子

作用
股関節の外転、内旋、屈曲の補助

神経支配
上殿神経（L4–S1）

基本動作
例：小さいフェンスを横向きに飛び越える。

損傷の原因
大腿筋膜張筋の項目（p144）を参照。

この筋をよく使うアーサナ
筋力強化：パリガーサナ
ストレッチ：スプタ・マッチェンドラーサナ、反対側を向くカウンターポーズ、大腿筋膜張筋の項目（p144）も参照。

パリガーサナ／門のポーズ／レベル1　　股関節外転筋の強化とストレッチ
Parighasana

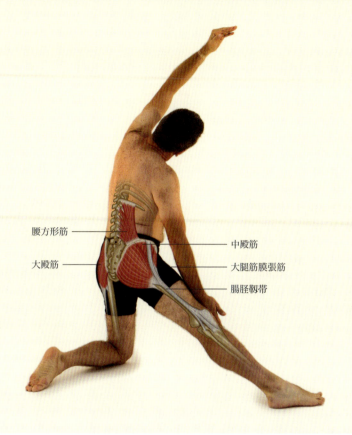

parigha＝門の掛け金

意識すること
呼吸、力強さ、ストレッチ、横の動き、体幹、バランス

動きとアライメント
脊柱の側屈、肩甲骨の回旋、肩関節の外転、股関節の外転、膝関節の屈曲と伸展。体は前額面上に維持する。

テクニック
立て膝の状態から、片脚を横に伸ばして膝とつま先を前に向ける。骨盤を平行に保ちながら腕を横に伸ばす。背すじを十分に伸ばしたまま、まっすぐ脚の方へ側屈し、伸びた側の腕を斜め上へ引き上げる。両肩を安定させる。下側の手背は下腿に乗せる。視線は前。筋力強化を図るなら上半身を一度起こしてから反対側へ倒して肩の下に手をつき、まっすぐ伸ばした脚を持ち上げてバランスをとる。

ヒント
他のバリエーションとして、まっすぐ伸ばした脚を外旋させる方法もある。わき腹をつぶさないように注意。膝の損傷などで立て膝ができない場合は、椅子に座って行ってもよい。多くのアーサナが矢状面上で行うことから、前額面上で行うこのアーサナは、クラスのレベルに関係なく重要である。バランスがカギとなる。クラスの中では、マットを使っているタイミングで取り入れるのが好ましい。

カウンターポーズ
上半身を持ち上げ、反対側へ曲げる。その後、脚を逆にして同じように行う。

スプタ・マッチェンドラーサナ／仰臥位のねじりのポーズ／レベル１　腸脛靭帯のストレッチ
Supta Matsyendrasana

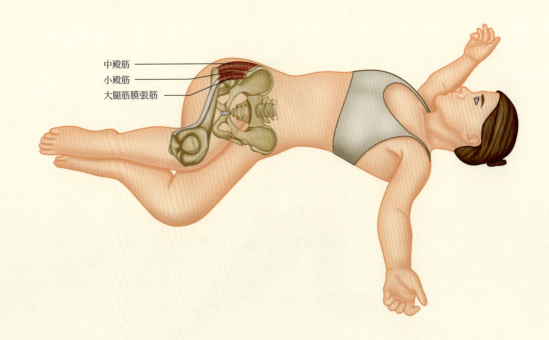

中殿筋
小殿筋
大腿筋膜張筋

supta＝仰向け
Matsyendrasana＝魚の王

意識すること
呼吸、ストレッチ、脊柱の解放、リラクセーション、消化、内臓への刺激

動きとアライメント
脊柱の回旋、肩関節の外転、股関節の屈曲と外転、膝関節の屈曲、両肩甲骨は地面につけたまま背すじを伸ばす。

テクニック
仰臥位で両膝を胸の位置で抱えてから、両腕をそれぞれ横に倒す。両脚は片側の床へ倒す。頚部を回旋させたい場合は、頭を倒した脚と反対側に向ける。この状態で呼吸をして休む。脚を反対側に動かす際には、息を吐きつつ体幹をしっかりと意識しながら行うこと。上の脚もしくは下の脚を伸ばしてストレッチを行うバリエーションもある。

ヒント
腰痛や股関節に問題のある場合は、ブランケットやブロックの上に脚を置くようにして、腰椎があまりねじれないようにすること。肩に問題がある場合は両腕を開かなくてもよい。このポーズはクラスの始めか終わりにするとよい。仙腸関節と腸脛靭帯（腸骨稜から膝関節に至る靭帯で、硬い人が多い）に最適なストレッチが得られる。

カウンターポーズ
シャヴァーサナ

大殿筋
GLUTEUS MAXIMUS

股関節伸筋
Main Hip Extensor

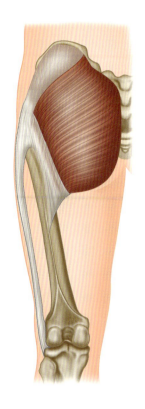

ギリシャ語
gloutos：殿部

ラテン語
maximus：最大の

大殿筋は人体で最大の筋肉である。

起始
腸骨、仙骨と尾骨の後面、仙結節靱帯

停止
上部：腸脛靱帯
下部：大腿骨の殿筋粗面

作用
全体：股関節の伸展・外旋
上部：股関節の外転補助
下部：股関節の内転

神経支配
下殿神経（L4-S1）

基本動作
例：階段を昇る、椅子から立ち上がる。

損傷の原因
過度な跳躍、ランニング、ハイキング、サイクリング、階段の昇降、スクワット

この筋をよく使うアーサナ
筋力強化：セツバンダーサナ、ヴィラバドラーサナ 1・2・3（後ろ脚）、ブジャンガーサナ、シャラバーサナ、ウシュトラーサナ、ウールドヴァ・ダヌラーサナ
ストレッチ：バラーサナ、アーナンダ・バラーサナ、仰臥位で脊柱をねじるポーズ、前屈を伴うポーズ

ハムストリングス
HAMSTRINGS

股関節伸筋
Main Hip Extensor

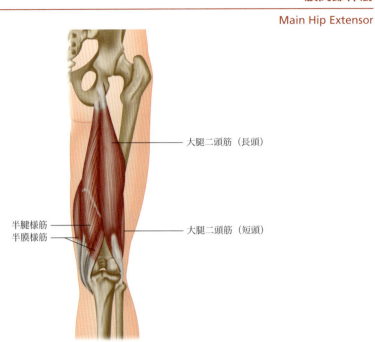

大腿二頭筋（長頭）
半腱様筋
半膜様筋
大腿二頭筋（短頭）

ドイツ語
hamme：脚の後面

ラテン語
stringere：1つにまとめる

ハムストリングスは3つの筋肉から成る。内側から外側に向かって、半膜様筋、半腱様筋、大腿二頭筋である。

起始
半膜様筋：坐骨結節
半腱様筋：坐骨結節
大腿二頭筋：坐骨結節、大腿骨の粗線外側唇

停止
半膜様筋：脛骨の内側顆後部
半腱様筋：脛骨粗面内側部
大腿二頭筋：腓骨頭

作用
半膜様筋：股関節伸展、膝関節屈曲・内旋
半腱様筋：股関節伸展、膝関節屈曲・内旋
大腿二頭筋：股関節伸展、膝関節屈曲・外旋

神経支配
坐骨神経（L5-S2）

基本動作
例：ランニング時に、脚を前に振り出す際にスピードを制御し、バランスをとる。

筋短縮や筋拘縮時の問題
腰痛、膝痛、脚長差、ウォーキングやランニング時の脚の動きの制限

損傷の原因
突然伸ばす動き（前蹴り、ウォームアップをしないで行う開脚）

この筋をよく使うアーサナ
筋力強化：ダヌラーサナ、大殿筋の項目（p149）も参照
ストレッチ：バラーサナ、膝を伸ばして行う前屈の動き（パスチモッタナーサナ、アド・ムカ・シュヴァナーサナ、ハラーサナ）

ダヌラーサナ／弓のポーズ／レベル1、2

Dhanurasana

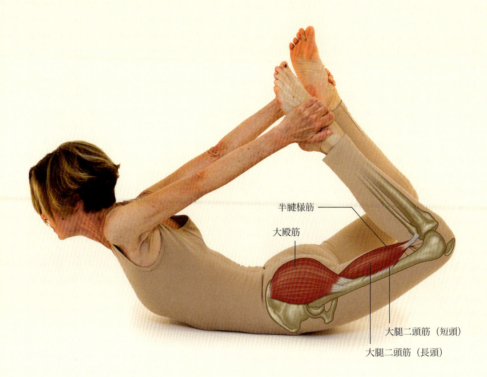

dhanu＝弓

意識すること
呼吸、ストレッチ、力強さ、胸の開き、柔軟性、内臓の刺激

動きとアライメント
脊柱の伸展、肩甲骨の内転、肩関節の伸展、股関節の伸展、膝関節の屈曲から伸展、足関節の底屈。肩と膝が同じ高さになるように体を弓なりにする。

テクニック
伏臥位の状態から行う。レベル1は、片方の膝を曲げて同じ方の手を後ろに伸ばし、足首を掴む。反対側の腕は前に伸ばして姿勢を支える。掴んだ足を手に押しつけながら上半身と大腿を持ち上げる。反対側も同様に行う。
レベル2は、両脚を同時に行い、両膝は近づける。目線は前を向く。

ヒント
レベル1でウォームアップしてからレベル2に移行するとよい。足を手に押しつけながら胸を持ち上げること。呼吸は深く行う。股関節や脊柱が十分に温まっている必要があるため、このポーズは通常、クラスの終盤に行う。レベル2は難しいポーズである。

カウンターポーズ
マカラーサナ

バラーサナ／子供のポーズ／レベル 1　　股関節伸筋のストレッチ
Balasana

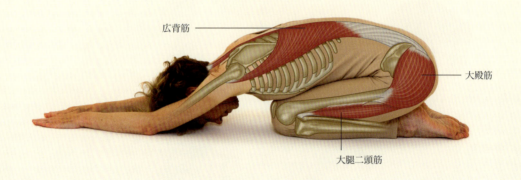

bala＝子供

意識すること
呼吸、ストレッチ、解放、安静、内臓への刺激、リラクセーション、回復

動きとアライメント
脊柱の屈曲、肩甲骨の上方回旋（腕を前に出す）、肩関節の屈曲、股関節と膝関節の屈曲、足関節の底屈。体は矢状面上に留める。

テクニック
ヴァジュラーサナのような膝をついた姿勢から大腿部の上に前屈する（母趾をそろえ、両膝は少し開く）。踵の上に座る。腕は前に伸ばすか体の両側につける。1分以上このポーズを維持すると、より深く解放される。

ヒント
股関節、膝関節、足関節に問題がある場合は、股関節と足首の間にブランケットを挟むとよい。首に負担がある場合は頭を両腕かブランケットの上に乗せるとよい。脊柱を伸ばすのに最適なストレッチで、リラックスしたいときにいつでもできるポーズである。

カウンターポーズ
シャヴァーサナ

大内転筋、短内転筋、長内転筋
ADDUCTORS MAGNUS, BREVIS, LONGUS

股関節内転筋
Main Hip Adductor

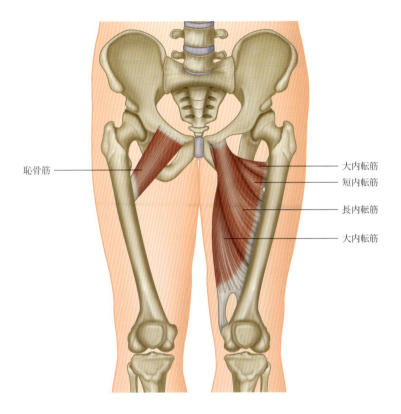

ラテン語
adducere：〜に導く
magnus：大きい、brevis：短い
longus：長い

大内転筋は股関節内転筋群で最も大きい。上図のうち長内転筋が最も表層にあり、長内転筋の上部線維の外側縁は、大腿三角の内側縁をつくる。

起始
大内転筋：恥骨下枝、坐骨枝、坐骨結節
短内転筋：恥骨下枝
長内転筋：恥骨上枝

停止
大腿骨内側部

作用
大内転筋：股関節内転・外旋・屈曲
短内転筋：股関節内転・屈曲
長内転筋：股関節内転・屈曲

神経
大内転筋：閉鎖神経（L2–L4）、脛骨神経（L2–S1）
短内転筋：閉鎖神経（L2–L4）
長内転筋：閉鎖神経（L2–L4）

基本動作
例：車に乗るときに片脚を乗せた後に、もう片方を乗せる。

筋短縮や筋拘縮時の問題
鼠径部痛

損傷の原因
十分なウォームアップをしないで行う開脚、ハイキック

この筋をよく使うアーサナ
筋力強化：パールシュヴォッターナーサナ、すべての立位のアーサナ

ストレッチ：バッダ・コーナーサナ、アーナンダ・バラーサナ、ウパヴィシュタコナーサナ、プラサーリタ・パドッタナーサナ

薄筋
GRACILIS

股関節内転筋
Main Hip Adductor

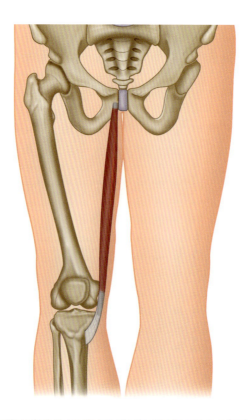

ラテン語
gracilis：細い、繊細な

薄筋は大腿内側を走行し、半膜様筋より浅層にある。

起始
恥骨下枝前面

停止
脛骨粗面内側

作用
股関節の内転、膝関節の屈曲・内旋

神経支配
閉鎖神経の前枝（L2-L3）

基本動作
例：膝をそろえて座る。

この筋をよく使うアーサナ
筋力強化：パールシュヴォッターナーサナ、すべての立位のアーサナ
ストレッチ：バッダ・コナーサナ、アーナンダ・バラーサナ、ウパヴィシュタコナーサナ、プラサーリタ・パドッタナーサナ

恥骨筋
PECTINEUS

股関節内転筋
Main Hip Adductor

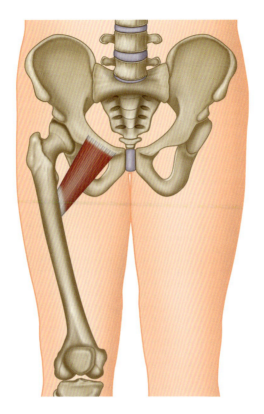

ラテン語
pecten：櫛、pectinatus：櫛形の

恥骨筋は大腰筋と長内転筋に挟まれている。

起始
恥骨櫛

停止
大腿骨の恥骨筋線

作用
股関節の内転・屈曲

神経支配
大腿神経、閉鎖神経（L2-L4）

基本動作
例：まっすぐな白線の上を歩く。

筋短縮や筋拘縮時の問題
鼠径部痛

この筋をよく使うアーサナ
筋力強化：パールシュヴォッターナーサナ、すべての立位のアーサナ
ストレッチ：バッダ・コナーサナ、スプタ・コナーサナからアーナンダ・バラーサナ、ウパヴィシュタコナーサナ、プラサーリタ・パドッタナーサナ

パールシュヴォッターナーサナ／ピラミッドのポーズ／レベル1、2
Parsvottanasana

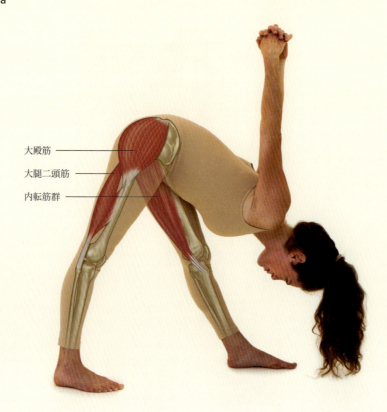

大殿筋
大腿二頭筋
内転筋群

parsva＝横、ut＝激しい
tan＝ストレッチ、伸ばす

意識すること
呼吸、力強さ、ストレッチ、体幹、バランス、集中、刺激、エネルギーの充填

動きとアライメント
背すじを伸ばす、肩甲骨の安定、肩関節の伸展、股関節の屈曲、膝関節の伸展。可能であれば足は一直線に並べ、体は矢状面上に維持する。

テクニック
タダーサナから片脚を後ろに下げて、つま先は正面に向けて踵を地面に着ける。腕を背面にもっていき、両手を組む。前足に覆いかぶさるように前屈する。上半身が地面と平行になったときに一度止め、一呼吸する。前脚に向かって前屈を深め、組んだ手を引き上げる。股関節内転筋群は両脚を平行に保ち、体の前後を支える。

ヒント
ブロックを使ったり前に手をついたりして、前脚をサポートしてもよい。骨盤の前方を引き、後方を前に押し出して、平行になるようにする。膝は伸ばすが、完全に伸ばしきらないこと。このポーズは下肢後面と脊柱の強いストレッチ作用がある。体幹をしっかりと意識しながら骨盤底を引き上げて、この姿勢を維持すること。よくウォームアップしてから行う。

カウンターポーズ
両手を上げて上半身を少し反らせたタダーサナ

156

バッダ・コナーサナ／合蹠のポーズ／レベル1　　股関節内転筋のストレッチ

Baddha Konasana

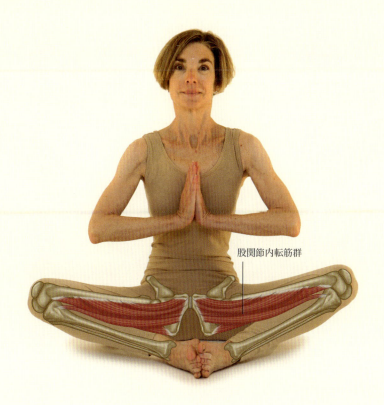

股関節内転筋群

baddha＝縛られた
kona＝角度

意識すること
呼吸、ストレッチ、刺激、循環、安静、下位チャクラのサポート

動きとアライメント
背すじを伸ばす、肩の安定、股関節の屈曲と外旋、膝関節の屈曲、足関節の背屈。耳と骨盤が一直線になるようにする。

テクニック
座った状態から両膝を曲げて足底を合わせる。背すじを伸ばして、坐骨の上に体幹を乗せる。足関節とつま先を手でしっかりと掴む。さらにストレッチを深めたいときは、背すじを伸ばしたまま、骨盤から折れるように前屈する。一度これを行ったあと、背中を丸めて前屈してもよい。

ヒント
最初は背すじをしっかりと伸ばすことが重要なため、両足を少し前に出したり、ブランケットやブロックの上に座ったり、壁を使って背すじを立てたりなど工夫すること。クラスの前半や瞑想、プラーナヤーマのときに行うとよい。

カウンターポーズ
バラドヴァージャーサナ

スプタ・コナーサナからアーナンダ・バラーサナ／開脚（仰臥位）からハッピーベイビー／レベル1
Supta Konasana to Ananda Balasana

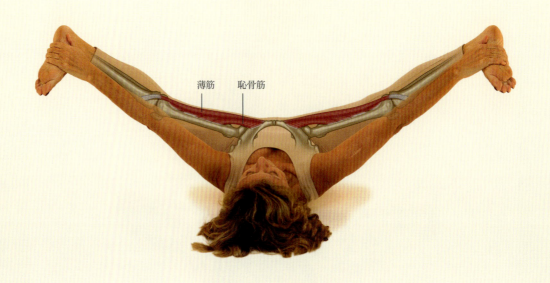

supta＝仰向け、kona＝角度
ananda＝至福、bala＝子供

意識すること
呼吸、ストレッチ、刺激、循環、ストレスからの解放、開放感

動きとアライメント
背すじを伸ばす、股関節の屈曲から外旋と外転、膝関節の屈曲と伸展、足関節の背屈。脊柱は床につけてアライメントを保つ。

テクニック
仰臥位から両膝を胸の前で抱え、両足をバッダ・コナーサナのポジションに合わせ、つま先と足関節を掴む。そこから膝を伸ばして脚を広げる。

ヒント
脚を広げるときに両手で大腿部の内側か外側をサポートするとよい。深く呼吸をすること。アーナンダ・バラーサナ（仰臥位で両膝を肋骨近くまで曲げて、足を掴みながら股関節を開く）と同様に、クラスの後半で行う股関節を開くためのポーズ。

カウンターポーズ
アーナンダ・バラーサナからシャヴァーサナ

梨状筋

PIRIFORMIS

股関節外旋筋（深層）
Deep Hip Outward Rotator

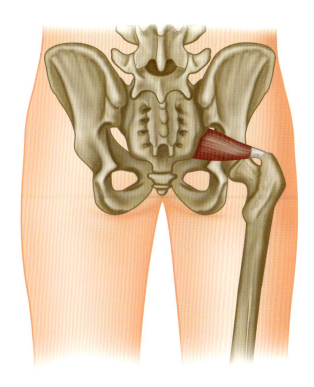

ラテン語
pirum：梨、forma：形

股関節の深部にある外旋筋の中では最も大きく、大坐骨孔を坐骨神経の後方を通って骨盤から出るため、しばしば坐骨神経を侵害する（坐骨神経痛）。

起始
仙骨の前面

停止
大腿骨の大転子

作用
股関節の外旋、股関節屈曲位での股関節外転、股関節の安定

神経支配
仙骨神経叢（L5–S2）

基本動作
例：車から降りるときに最初の脚を外に出す動き。ヨガでは瞑想のポーズをとるときに股関節を外旋させる。

この筋をよく使うアーサナ
次ページの項目を参照

内閉鎖筋、外閉鎖筋、双子筋、大腿方形筋
OBTURATORS, GEMELLI, QUADRATUS FEMORIS

股関節外旋筋（深層）
Deep Hip Outward Rotators

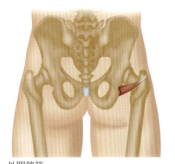
外閉鎖筋

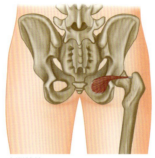
内閉鎖筋

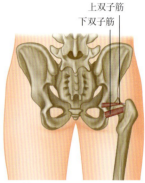
上双子筋
下双子筋
双子筋

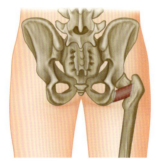
大腿方形筋

ラテン語
obturare：隠す
gemellus：双子、2つ
quadratus：四角の
femoris：大腿の

起始
外閉鎖筋：閉鎖膜の外面
内閉鎖筋：閉鎖膜の内面
上双子筋：坐骨棘
下双子筋：坐骨結節
大腿方形筋：坐骨結節の外側縁

停止
大腿骨の大転子（転子窩、転子間稜）

作用
股関節の外旋、股関節の安定

神経支配
外閉鎖筋：閉鎖神経（L3-L4）
その他：仙骨神経叢の分枝（L5-S1）

基本動作
例：車から降りるときに最初の足を外に出す。

筋短縮や筋拘縮時の問題
立位時につま先が開いてしまう、坐骨神経が梨状筋によって阻害される。

損傷の原因
十分なウォームアップをせずに行うサイドキック、平泳ぎ、バレエ

この筋をよく使うアーサナ
筋力強化：アルダ・チャンドラーサナ（上の脚）、ウトゥカタ・コナーサナ、パドマーサナ、バッダ・コナーサナ、ヴリクシャーサナ（曲げた脚）、ジャヌ・シルシャーサナ（曲げた脚）
ストレッチ：エカ・パダ・カポターサナ、ゴムカーサナ（両脚）、アルダ・マッチェンドラーサナ（曲げた脚）、足を交差させるストレッチ

股関節外旋筋は股関節内旋位で伸ばされるが、エカ・パダ・ラジャ・カポターサナで前脚を股関節外転位にすることで梨状筋が伸ばされ、坐骨神経への圧力を低下させることができる。

編注：外閉鎖筋のイラストでは、起始部（閉鎖膜）が描かれていない。

アルダ・チャンドラーサナ／半月のポーズ／レベル1、2
Ardha Chandrasana

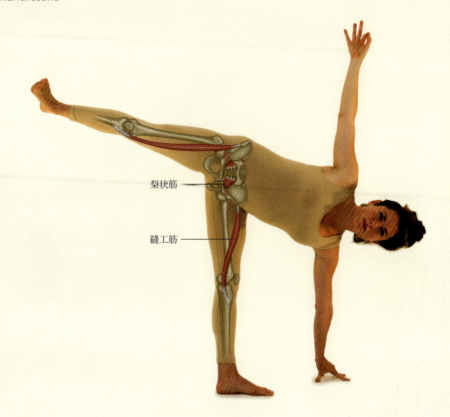

梨状筋
縫工筋

ardha＝半分
chandra＝輝く月

意識すること
呼吸、力強さ、ストレッチ、バランス、開放感、調和、視点

動きとアライメント
背すじを伸ばす、肩甲帯の安定、肩関節の外転、股関節の伸展と外旋、膝関節の伸展、足関節の背屈。両肩をそろえて体全体を前額面上に積み上げる。

テクニック
トリコナーサナから前脚の膝を曲げ、後ろ脚を上げると同時に膝を伸ばし、外旋位にもっていく。下の腕は床もしくはブロックにつけ、上の腕は空に向かって伸ばす。

ヒント
体の各部位を平面上にそろえる感覚を身につけるために、壁を背にして行うとよい。レベル2は壁のサポートなしで行う。このポーズは股関節がウォームアップされたクラスの後半で行う。

カウンターポーズ
タダーサナからアルダ・チャンドラーサナの反対側を行う。

エカ・パダ・ラジャ・カポターサナ／ハト王のポーズ／レベル1、2、3
Eka Pada Rajakapotasana

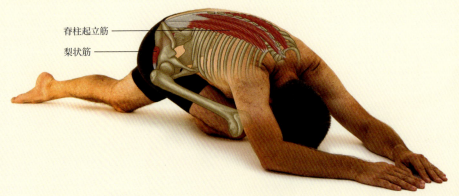

脊柱起立筋
梨状筋

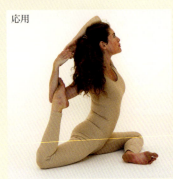

応用

eka＝1、pada＝足、脚
raja＝王、kapota＝ハト

意識すること
呼吸、ストレッチ、力強さ、バランス、体幹、肩、胸、股関節、体の反り（座位）、内臓への刺激

動きとアライメント
脊柱の伸展（座位）、肩甲骨と体幹の安定、肩関節の屈曲（応用では伸展）、股関節の屈曲と回旋（前脚）、股関節の伸展（後ろ脚）、膝関節の屈曲と伸展。伏臥位でも座位でも耳と骨盤をまっすぐにそろえること。

テクニック
テーブル、アド・ムカ・シュヴァナーサナ、プランクから、片膝を両手の間から前に滑らせ、後ろ脚を後方へ伸ばす。体重は股関節にあずけることで、さらに深いストレッチができる。骨盤底を引き上げて体幹を意識し、圧力を和らげると同時にサポートする。そこから両腕を前に伸ばして伏臥位に移行する。

このポーズは前脚の梨状筋のストレッチとして知られているが、体のポジションによって大きく変わる。前の膝を、正中線を越えて反対側に曲げることでさらに深いストレッチができる。この他のストレッチとしては股関節内旋、膝関節屈曲位で前屈する（p163のポーズで上半身を前屈する方法）アド・ムカ・ヴィラーサナ（下向きの英雄のポーズ）がある。

ヒント
股関節が硬い人にはこのポーズは難しい。必要であればブランケットやブロックを骨盤の下に置くとよい。手でサポートしながら骨盤を地面から少し持ち上げることでも、楽に行うことができる。膝の状態に注意すること。前の膝は深く曲げ、後ろの膝は少し補助が必要な場合がある。可能なら上図の応用編も試みる。股関節が温まってきたクラスの中盤から後半にかけて行うとよい。

カウンターポーズ
マカラーサナ

スプタ・ヴィラーサナ／仰臥位の英雄のポーズ／レベル2　　股関節の内旋
Supta Virasana

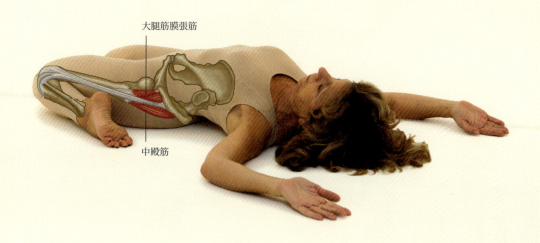

supta＝仰向け、vira＝英雄

意識すること
呼吸、ストレッチ、股関節を開く、消化、緩和

動きとアライメント
脊柱の伸展、肩関節の安定、股関節の伸展と内旋、膝関節の屈曲、足関節の底屈。体は仰臥位で一直線になること。

テクニック
ヴィラーサナ（ヴァジュラーサナに似ており、下腿を大腿の外側にもっていく）から、前腕を後方にもっていき、徐々に仰臥位になる。この体勢に問題なければ完全に仰臥位になる。腹筋群、股関節屈筋群、大腿四頭筋、足関節が伸ばされる。腹筋をしっかりと使うことで腰椎への負担が減る。

ヒント
膝に大きな負担がかかるため、膝が悪い場合は禁忌。もし下腿を大腿の外側に曲げて座れない場合は、仰臥位のポーズを行ってはいけない。練習として、片脚を伸ばしたハーフ・スプタ・ヴィラーサナを行う。クラスの最後の方に行うとよい。

カウンターポーズ
バッダ・コナーサナ

股関節の内旋筋群

中殿筋（前部線維）、小殿筋、大腿筋膜張筋、半腱様筋、半膜様筋、恥骨筋、薄筋などがある。これらの筋肉は股関節の他の作用が主である。

筋力強化：スプタ・ヴィラーサナ、プラサーリタ・パドゥッターナーサナ

ストレッチ：ウトゥカタ・コナーサナ、パドマーサナ、バッダ・コナーサナ

ウトゥカタ・コナーサナ／女神のポーズ／レベル１
Utkata Konasana

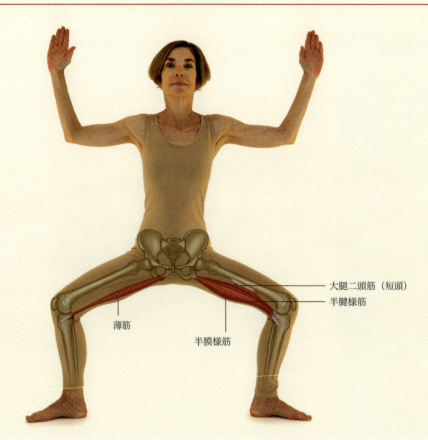

大腿二頭筋（短頭）
半腱様筋
薄筋
半膜様筋

utkata＝激しい、力強い
kona＝角度

意識すること
呼吸、力強さ、ストレッチ、力、体幹の引き締め、胸と骨盤を開く、エネルギーの充填、バランス、集中、循環機能と呼吸の刺激

動きとアライメント
背すじを伸ばす、肩甲骨の安定、肩関節の外転、股関節の屈曲と外旋、膝関節の屈曲。膝はつま先の上にもっていき、骨盤と耳をそろえる。

テクニック
マットを使って、タダーサナの位置から脚を１メートル開いて立つ。さらに脚を45度開いて膝をつま先の上まで曲げる。骨盤底と腹筋を意識し、尾骨を下げる。ここでバンダをしてもよい。上図のようなサボテンの腕か合掌がよく使われる。さらに難しくするには、肩を下げながら両腕を上げる。このポーズは股関節の屈筋群と外旋筋群を強化させ、股関節の伸筋群と内旋筋群をストレッチし、内転筋群と外転筋群を安定化する。まさに股関節のためのアーサナといってよい。

ヒント
スクワットのようなポーズなので下半身に負担がかかる。このポーズを長く維持すればするほど効果がある。姿勢を保ち、呼吸を乱さないようにしながら１、２分を目安に行うとよい。これは妊婦にも効果的なポーズであり、壁をサポートに使うとよい。男性も女性も"女神"を感じながら行うことが望ましい。筋力強化と安定感がほしいときに、クラスのどのタイミングでも行うことができる。

カウンターポーズ
タダーサナ

ヴィラバドラーサナ3／英雄ポーズ3／レベル2　　まとめのポーズ
Virabhadrasana 3

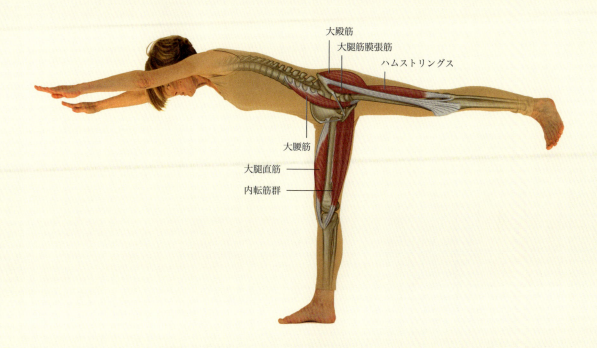

Virabhadra＝英雄、インドの伝説の超人

意識すること
呼吸、力強さ、ストレッチ、体幹の引き締め、バランス、集中

動きとアライメント
背すじを伸ばす、肩甲骨の安定・外転・内転（二次的）、肩関節の屈曲、股関節の屈曲と伸展、膝関節の伸展、足関節の背屈と底屈。体は支えの脚の上で地面に対して平行に保つ。

テクニック
タダーサナからヴィラバドラーサナ1に移行し、上半身を前に傾け、後ろ足と一直線になるようにする。前に手を伸ばすようにするかブロックを掴みながら、軸足の膝を伸ばし、後ろ脚をまっすぐ後方へ伸ばす。後頭部から腕、後ろ脚が地面と水平になるように心がける。腕は前方、後方、合掌などさまざまなバリエーションで行うことができる。

ヒント
ブロックを使うときはポーズをとる前に前足の外側に置くこと。アーサナをつくったとき、後ろ脚は膝とつま先を下に向け、骨盤に対して中間位をとるようにする。このポーズは3呼吸分の長さを保つようにする。クラスでは体幹をウォームアップしてから行うこと。両脚や片脚で立つポーズはすべて体幹筋が非常に重要となる。

カウンターポーズ
タダーサナ

9 膝の筋肉

　膝関節は極めて特別なメカニズムを持つ。人体のなかでも大きい部類の関節で、2つの長い骨（大腿骨と脛骨）がレバーのように動く。大腿骨と脛骨が合わさる部位では矢状面上で大きく動き、左右の動きは少ない。加えて、骨盤と足の間にあることから、膝関節は損傷しやすい。正しい姿勢を意識しながらヨガを行うことで、膝関節を強く健康に保つことができる。

構造

　大腿骨は人体で最も重い骨であり、脛骨の凹面と膝関節をつくっている。そこに膝関節を保護する膝蓋骨（膝の皿）、さらに腱や靱帯、いかりの役目を担う腓骨が加わることで、より効率的な構造を形成している。

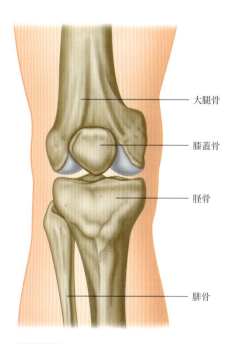

図9-1 膝の骨（右脚）

結合組織

膝関節の機能を維持するためには、靱帯や腱が正常に働かなければならない。膝関節の両側には、内側側副靱帯、外側側副靱帯がある。大腿骨と脛骨の間では前十字靱帯と後十字靱帯が交差して骨同士をつないでいる。軟骨の内側半月と外側半月は、膝蓋骨の裏側にある硝子軟骨とともに関節のクッションの役割を果たす。膝蓋靱帯は膝蓋骨を正しい位置に留め、大腿四頭筋腱と合わさって脛骨の前面に着く。関節の周囲には滑液包があり、摩擦を軽減させている。

動き

膝関節の主な動きは屈曲と伸展である。あまり知られていないが、水平面上で起こる内旋と外旋も重要である。これは膝関節屈曲位でのみ起こり、脛骨を正常な位置に戻すのを助ける。

主な筋肉

主な伸筋には大腿四頭筋があり、歩く、走る、跳ぶ、蹴るなどのさまざまな動きに関与する。この筋肉は人体のなかで最大の複合筋である。膝関節のバランスのためには、大腿四頭筋とハムストリングスの筋力が十分にあり、なおかつ大腿四頭筋のほうがより強い状態が望ましい。

大腿後部にあるハムストリングスは屈筋で、骨盤に付着する他の筋肉（縫工筋や薄筋など）と協働する。膝窩筋も後部にあり、膝関節の過伸展を防ぐのに重要である。

屈筋

主な屈筋には、大腿二頭筋、半腱様筋、半膜様筋などがある。

外旋筋（膝関節屈曲位）

大腿二頭筋、外側広筋が外旋筋として働く。スプタ・ヴィラーサナ（p163）では、大腿（股関節）は内旋し、膝関節は外旋する。

内旋筋（膝関節屈曲位）

半腱様筋、半膜様筋、縫工筋、薄筋、内側広筋が内旋筋として働く。膝関節を内旋させる理想的なアーサナはない。膝関節を屈曲したときに膝関節を内旋することができる。ここで挙げた筋肉のほとんどは股関節の作用にも関わるか、もしくは膝関節の屈曲や伸展の作用も持つ。

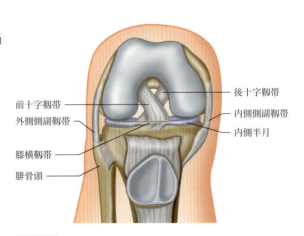

図9-2 膝関節の構造（右膝関節90度屈曲位）

大腿四頭筋
QUADRICEPS

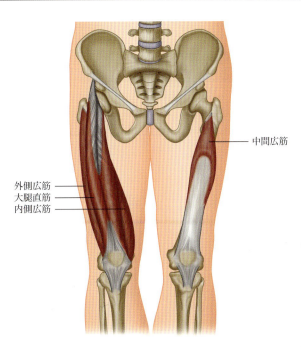

外側広筋
大腿直筋
内側広筋

中間広筋

ラテン語
quadriceps：4つの頭

大腿四頭筋は大腿直筋、外側広筋、内側広筋、中間広筋から成る。これらのすべてが膝関節をまたぎ、そのうち2つの筋頭を持つ大腿直筋だけが股関節をまたぐ（股関節屈曲に関わる）。大腿四頭筋は立ち上がる、歩く、登るといった動作時に膝関節を伸展させる。また、広筋群は遠心性収縮によって座る動作をコントロールする。

起始
大腿直筋：下前腸骨棘、寛骨臼上縁
広筋群：大腿骨上部

停止
膝蓋骨、膝蓋靱帯、脛骨粗面

作用
大腿直筋：膝関節の伸展、股関節の屈曲
広筋群：膝関節の伸展

神経支配
大腿神経（L2-L4）

基本動作
例：階段を昇る、自転車に乗る。

損傷の原因
ランニング、跳躍、負荷をかけてのスクワット

筋短縮や筋拘縮時の問題
膝の痛み、筋力低下時は特に膝関節が不安定になる。

この筋をよく使うアーサナ
筋力強化：片脚立ちでバランスをとるポーズ。ウトゥカターサナは股関節屈曲時には大腿直筋に、伸展時には大腿四頭筋全体に負荷をかける。ウッタナーサナ、アド・ムカ・シュヴァナーサナ、ウールドヴァ・ムカ・シュヴァナーサナ、ヴィラバドラーサナ1・2・3（後ろ脚）、トリコナーサナ、ナタラジャーサナ（軸足）、ヴリクシャーサナ（軸足）

ストレッチ：ジャヌ・シルシャーサナ（曲げた方の足）、ウシュトラーサナ、スプタ・ヴィラーサナ、ナタラジャーサナ（軸足の反対）、ヴリクシャーサナ（軸足の反対）

ナタラジャーサナは股関節伸展位で膝関節を屈曲することで大腿前面の筋肉の両端が伸ばされるため、後ろ脚のストレッチとして紹介した。筋肉を強化するための等尺性収縮としては、足底を手やストラップ、壁に押しつけるようにすると抵抗を加えることができる。軸足も等尺性収縮となる。

ナタラジャーサナ／踊りの神のポーズ／レベル１
Natarajasana

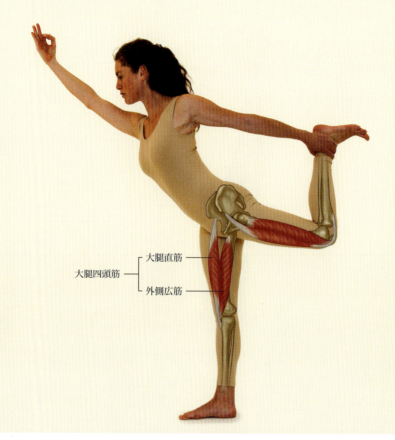

大腿四頭筋
- 大腿直筋
- 外側広筋

nata＝ダンサー、raja＝王様

意識すること
呼吸、力強さ、前部のストレッチ、骨盤と胸を開く、バランス、集中力

動きとアライメント
脊柱の伸展、肩甲骨の前傾（後ろの腕）、肩関節の伸展（後ろの腕）、股関節と膝関節の屈曲と伸展、足関節の背屈、骨盤を中心として体全体はまっすぐに立つ。

テクニック
タダーサナから体重を片脚に乗せる。もう片方の脚の膝関節を屈曲して足関節を手で掴む。骨盤をわずかに前傾させながら掴んだ足を上げていく。足を掴んでいない方の手を前に出してバランスをとる。腹部がゆるみがちなので、ここで体幹をしっかりと引き締めることが重要である。目線と胸は前方に向ける。

ヒント
自由な方の手を壁につけて支える。足にストラップをかけ、両手でストラップを掴んで頭の後ろに持ってくるように引いてくる方法でもよい。股関節と腰椎を十分にウォーミングアップした後に行うのが望ましい。

カウンターポーズ
左右で行った後、アド・ムカ・シュヴァナーサナを行う。

ヴリクシャーサナ／木のポーズ／レベル1
Vrksasana

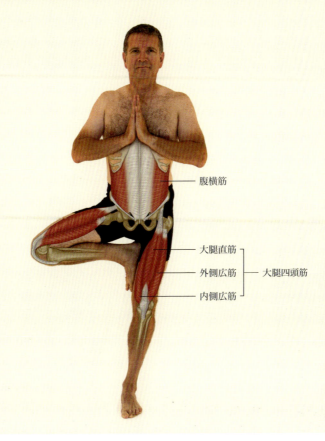

vrksa＝木

意識すること
呼吸、力強さ、ストレッチ、股関節を開く、体幹、バランス、エネルギー、集中力

動きとアライメント
背すじを伸ばす、肩関節の安定、股関節の屈曲と外旋（軸足の反対）、膝関節の屈曲と伸展、体は骨盤と肩の高さを左右で合わせてまっすぐに立つ。

テクニック
タダーサナから（体幹筋を使いながら）骨盤の高さを変えずに片脚に体重を乗せる。反対側の脚を上げ、足底が膝上もしくは膝下の内側に接するように手でサポートする。骨盤が回転したり傾いたりしないように気をつけながら、股関節を外旋させて上げた脚を外に開く。尾骨は下げ、骨盤底を引き上げ、両手を合わせる。目線はまっすぐ前か上に向ける。

ヒント
足部と大腿・下腿でバランスをとる。軸足は地面から根を生やしているように意識する。バランスがとれたら両腕を空に向かって上げ、肩は耳から離す。サポートが必要であれば椅子や壁を使うこと。股関節を十分にウォーミングアップした後に行うのが望ましい。

カウンターポーズ
タダーサナの後、反対側も同様に行う。

膝窩筋

POPLITEUS

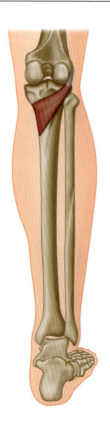

ラテン語
poples：膝の裏

膝の裏を斜めに走っている膝窩筋は、膝関節を支える働きがある。起始側の腱の一部は膝関節の関節包内に入り込んでいる。

起始
大腿骨の外側上顆

停止
脛骨後面上部

作用
膝関節の内旋（わずかに）、膝関節屈曲の補助、膝関節後面靱帯の補助

神経支配
脛骨神経（L4-S1）

基本動作
例：歩行

損傷の原因
膝関節の過伸展、跳躍と着地、重りを持ったスクワット

筋短縮や筋拘縮時の問題
膝の痛み、筋力低下時は特に膝関節が不安定になる。

この筋をよく使うアーサナ
筋力強化：ウトゥカターサナ、ヴィラバドラーサナ1・2、（前脚）、アラナーサナ（前脚）
ストレッチ：ジャヌ・シルシャーサナ（伸展位の脚）、アド・ムカ・シュヴァナーサナ、パスチモッターナーサナ

次ページのウトゥカターサナはハムストリングスの働きを示すことができる。膝関節の屈筋としては、等尺性収縮によって両膝関節を屈曲位に留めておく働きがある。また、膝関節を伸展させるときには拮抗筋としての役割を果たす。座位から立位に移るときには、股関節の伸筋として求心性収縮が起こる（ハムストリングスは二関節筋）。ウトゥカターサナは股関節と膝関節が屈曲位となり、ハムストリングスは屈曲位の保持、元の姿勢に戻るときに主に働く。

9. 膝の筋肉

ウトゥカターサナ／椅子のポーズ／レベル1
Utkatasana

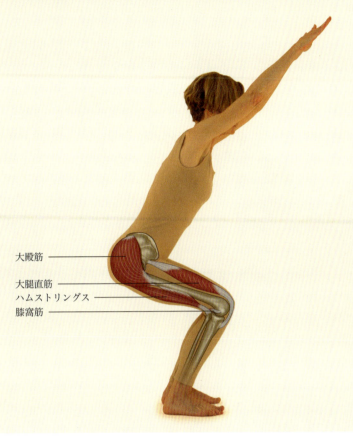

大殿筋
大腿直筋
ハムストリングス
膝窩筋

utkata＝力強い

意識すること
呼吸、力強さ、ストレッチ、胸の開き、体幹の維持、内臓への刺激

動きとアライメント
背すじを伸ばす、肩甲骨の安定、肩関節の屈曲、股関節の屈曲・内転、膝関節の屈曲、足関節の背屈。体は股関節、腕、耳を一直線にする。

テクニック
タダーサナから、椅子に座るように深く膝を曲げる。両手を耳に沿って上げて背すじをまっすぐにする。視線は前か上に向け、胸を張る。しっかりと腹部と骨盤底を引き上げ、尾骨を下げると難易度が上がる。大腿部が地面と平行になるとより理想的である。

ヒント
腰椎を反らせ過ぎないように注意する。肩に問題がある場合は、両手を腰に当てるかサボテンのようにしてもよい。このポーズはどのタイミングで行ってもよいが、約1分間保持し続けること。このポーズはスーリャ・ナマスカーラB（サン・サルテーションB）の一部である。

カウンターポーズ
後屈を伴うタダーサナ

パスチモッタナーサナ／座位の前屈／レベル 1
Paschimottanasana

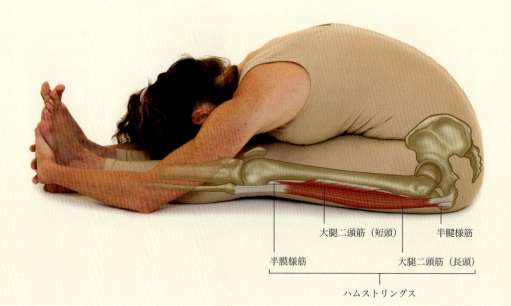

大腿二頭筋（短頭）　半腱様筋
半膜様筋　大腿二頭筋（長頭）
ハムストリングス

pascha＝西、後ろ
uttana＝深いストレッチ

意識すること
呼吸、背面のストレッチ、脊柱、股関節と下肢の柔軟性、内臓への刺激、消化、安静

動きとアライメント
背すじを伸ばす、肩の安定、股関節の屈曲、膝関節の伸展、足関節の背屈、体は頭から股関節までを一直線にする。

テクニック
座位から背すじをまっすぐにした状態で、両方の脚を前に伸ばす。股関節から折るように前屈し、骨盤を前に倒す。両腕は前に伸ばすが、（訳注：強く腕を引っ張りすぎて）脊柱に負担をかけすぎないようにする。つま先が上を向き、脚と脊柱がまっすぐになるのが理想的。

ヒント
ハムストリングスが硬いときは、膝を曲げるかブランケットを下に敷くとよい。また、ブロックやブランケットの上に座って行ってもよい。上半身がまっすぐに倒れきったら図に示したように背中を丸めることができる。このポーズは体が完全に温まったクラスの最後の方に行うとよい。

カウンターポーズ
アルダ・プールヴォッタナーサナ

10 下腿と足部の筋肉

下腿と足部はその上にあるすべての構造を支えているが、これは簡単な仕事ではない。アーチ状のつくりになっている足部（足関節と足趾の関節）は支持、順応、衝撃吸収、体重移動、推進といった働きを可能にしている。ヨガにおいて足部は多くのアーサナの土台となる。

構造

下腿と足部は一側につき、26の骨、19の主な大きい筋肉、足底にある多くの小さな筋肉、そして100以上の靱帯が合わさってその構造をつくっている。脛骨から距骨、そして踵骨への体重移動は驚くべき調和のとれた行動で、全体重を受け止めてから足部の各部を伝わって前に押し出される。

足部のアーチは建築物のようである。3つのアーチが「ドーム状」になって足部に不可欠な働きを担っている。内側縦足弓は踵骨（内側）を含む4つの足根骨から母趾までのアーチで、踵骨はキーストーンの役割を果たす。外側縦足弓は踵骨、立方骨、第4、5中足骨でつくられる。横足弓は母趾から小趾の中手骨までをまたぐ。運動による負荷は横足弓と縦足弓がそれぞれ交わる部分に集約され、上からの体重と地面からの衝撃を受け止めている。足部の外在筋と足底の筋肉がアーチを強化している。両足を平行にそろえてくっつけるようなポーズ、例えばタダーサナでは両足の中心にドームができる。

動き

足関節の上部（距腿関節）は底屈と背屈の動きが起こる。足関節の下部（距骨下関節）では回内と回外が起こる。足趾の関節は屈曲と伸展のほか、ヨガに最適な足趾を広げる動きが可能である。

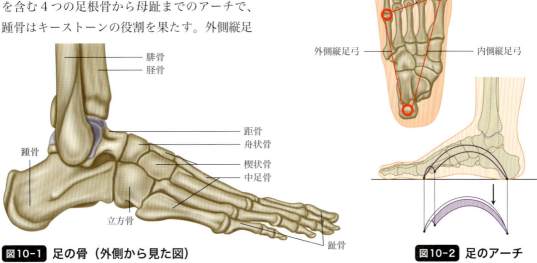

図10-1 足の骨（外側から見た図）

図10-2 足のアーチ

前脛骨筋

TIBIALIS ANTERIOR

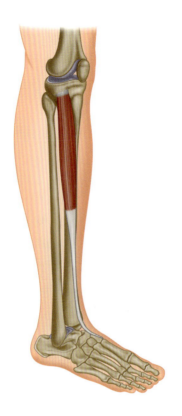

ラテン語
tibialis：脛に関連する
anterior：前の

起始
脛骨の外側面、下腿骨間膜

停止
内側楔状骨、第1中足骨底

作用
足関節の背屈と内反

神経支配
深腓骨神経（L4-S1）

基本動作
例：歩行と走行（踵が地面についた後に足趾が地面に叩きつけられるのを防ぎ、足を前に降り出すときに足を地面から離すことを助ける）。

長趾伸筋

EXTENSOR DIGITORUM LONGUS

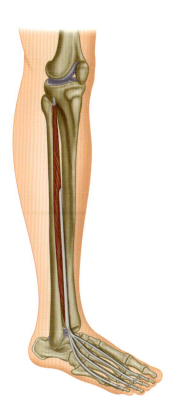

ラテン語
extendere：伸展する
digitus：趾、longus：長い

長趾伸筋の腱は、趾骨の上を覆うフードを形成する。このフードは虫様筋と短趾伸筋の腱と合わさって組織されている（趾背腱膜）。

起始
脛骨外側顆、腓骨内側面、下腿骨間膜

停止
第2-5趾

作用
第2-5趾伸展（中足間関節、中足趾節関節）、足関節の背屈・外反

神経支配
深腓骨神経（L4-S1）

基本動作
例：階段を昇る。

長母趾伸筋
EXTENSOR HALLUCIS LONGUS

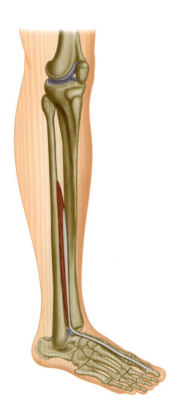

ラテン語
extendere：伸展する
hallux：母趾、longus：長い

長母趾伸筋は、前脛骨筋と長趾伸筋の間を走行する。

起始
腓骨内側面、下腿骨間膜

停止
母趾の末節骨底

作用
母趾関節の伸展、足関節の背屈・内反

神経支配
深腓骨神経（L4-S1）

基本動作
例：階段を昇る。

長母趾伸筋は、下肢前面の筋肉を強化し、後面の筋肉をストレッチする多くのアーサナで使用する（例：ジャヌ・シルシャーサナ）。

10. 下腿と足部の筋肉

ジャヌ・シルシャーサナ／頭を膝につけるポーズ／レベル1
Janu Sirsasana

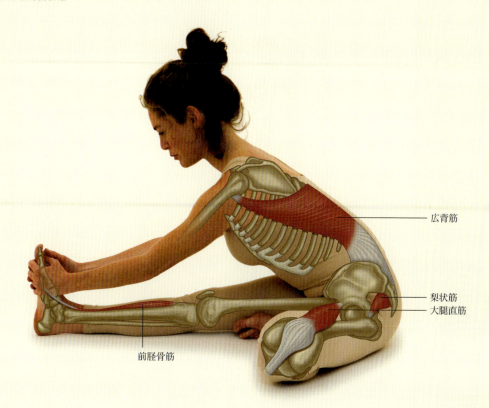

janu＝膝、sirsa＝頭

意識すること
呼吸、ストレッチ、内臓刺激、治療、安静

動きとアライメント
背すじを伸ばす、肩甲骨の安定、肩関節の屈曲、股関節の屈曲、膝関節の屈曲と伸展、足関節の背屈。頭から股関節までをまっすぐにする。

テクニック
座位から、片脚を前に伸ばす。もう一方の脚は曲げ、伸ばした方の大腿内側に足底をつける。背すじをまっすぐに保ったまま前屈し、伸ばした方の足部に手をつける。坐骨を地面に安定させ体幹を引き締める。このポーズを維持しながら、深く呼吸する。

ヒント
ハムストリングスが硬すぎる場合は、伸ばした脚の膝を曲げてもよい。胸と肩を前の足に対して垂直にすること。サポートが必要な場合は、ブランケットの上に座って行ってもよい。背すじを伸ばしたままポーズをとり、その後背すじを丸めて膝に頭部を近づける。このポーズはクラスのどのタイミングで行ってもよい。両脚を伸ばして行うパスチモッタナーサナへのウォームアップとしても考えられている。

カウンターポーズ
リバースプランク

後脛骨筋
TIBIALIS POSTERIOR

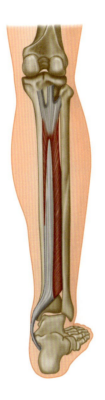

ラテン語
tibialis：脛に関連する
posterior：後ろ

後脛骨筋は下腿後面の最深部にある筋肉で、足のアーチを維持するのを助ける。

起始
脛骨後面、腓骨後面、下腿骨間膜

停止
舟状骨、全楔状骨、立方骨、第2-4中足骨底

作用
足関節の内反・底屈

神経支配
脛骨神経（L4-S1）

基本動作
例：つま先立ちをする、自動車のアクセルを踏む。

10. 下腿と足部の筋肉

第三腓骨筋
FIBULARIS (PERONEUS) TERTIUS

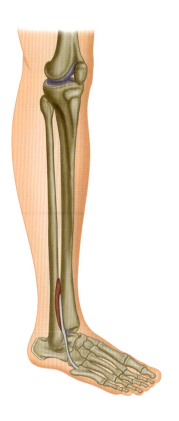

ラテン語
fibula：ピン、バックル
tertius：第3の

ギリシャ語
perone：ピン、バックル

第三腓骨筋は長趾伸筋の外側下部から部分的に枝分かれしたもの。

起始
腓骨の下部前面、下腿骨間膜

停止
第5中足骨底

作用
足関節の背屈・外反

神経
深腓骨神経（L4-S1）

基本動作
例：歩行と走行

長腓骨筋

FIBULARIS (PERONEUS) LONGUS

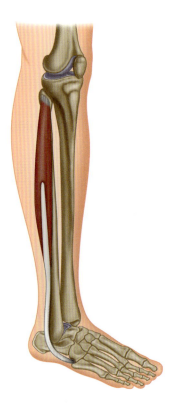

ラテン語
fibula：ピン、バックル
longus：長い

ギリシャ語
perone：ピン、バックル

長腓骨筋腱は横足弓と外側縦足弓の維持を助ける。

起始
腓骨頭、腓骨の外側面上部

停止
内側楔状骨、第1中足骨底

作用
足関節の外反・底屈

神経支配
浅腓骨神経（L4-S1）

基本動作
例：平面ではない場所を走る。

10. 下腿と足部の筋肉

短腓骨筋
FIBULARIS (PERONEUS) BREVIS

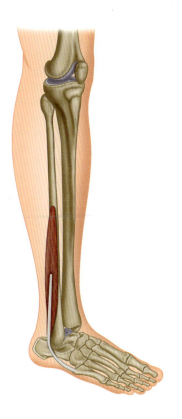

ラテン語
fibula：ピン、バックル
brevis：短い

ギリシャ語
perone：ピン、バックル

短腓骨筋の一部はしばしば趾背腱膜と合わさることがある。

起始
腓骨外側面下部

停止
第5中足骨粗面

働作用
足関節の外反・底屈

神経支配
浅腓骨神経（L4-S1）

基本動作
例：平面ではない場所を走る。

腓腹筋
GASTROCNEMIUS

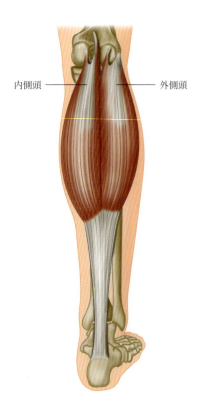

内側頭　　　外側頭

ギリシャ語
gaster：胃、kneme：下腿

腓腹筋は下腿三頭筋の一部を成す筋肉である。下腿三頭筋は腓腹筋、ヒラメ筋から成る。膝窩の下部は腓腹筋、ヒラメ筋、外側は大腿二頭筋腱、内側は半膜様筋と半腱様筋の腱からなる。

起始
内側頭：大腿骨の内側上顆
外側頭：大腿骨の外側上顆

停止
踵骨隆起（アキレス腱として付着）

作用
足関節の底屈、膝関節の屈曲（歩行と走行時に必要な働き）

神経支配
脛骨神経（S1-S2）

基本動作
例：つま先立ちをする。

10. 下腿と足部の筋肉

ヒラメ筋
SOLEUS

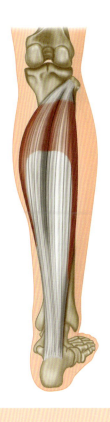

ラテン語
solea：革底、サンダル、ヒラメ

ヒラメ筋は下腿三頭筋の一部で、その形状が名称の由来。ヒラメ筋と腓腹筋の腱から成るアキレス腱は、人体で最も強い腱である。

起始
腓骨頭、脛骨のヒラメ筋線、ヒラメ筋腱弓

停止
踵骨隆起(アキレス腱として付着)

作用
足関節の底屈、直立位の補助（ヒラメ筋は立位で収縮し、足関節から体が前に倒れるのを防ぐ）

神経支配
脛骨神経（S1-S2）

基本動作
例：母趾球で立つ。

ウトゥカターサナはp173でハムストリングスのエクササイズとして紹介した。下図はつま先立ちをして足関節を底屈して行うバリエーションである。

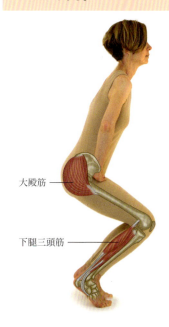

大殿筋

下腿三頭筋

足部

足部はほとんどのアーサナの土台である。タダーサナから始まり、両足は足裏4点と呼ばれるポイントをしっかりと接地させる。ヨガの生徒は自分の体重がどこで支えられているのかを意識し、両足を平行にしてバランスをとる（踵はつま先の後ろ）ように教えられる。また、つま先を広げる（外転させる）ようにも指示される。この状態をつくることで脚、骨盤、脊柱の順に姿勢が整っていき、プラーナが体の中を上がっていく。足部を通して地球とのつながりから宇宙へとつながっていくことを感じることは、エネルギーを意識する方法であり、ヨガにおける健康の効果の1つでもある。

ここでは足部の筋肉を簡単に紹介するが、詳細については必要に応じてほかの文献を参照してほしい。足部には3つの主要な部位がある。①背屈・底屈の起こる足関節上部、②回内・回外の起こる足関節下部、③屈曲・伸展・外転・内転の起こる足趾の関節である。いくつかの筋肉はすでに9章で述べている。

足部の筋肉

内在筋と外在筋
内在筋：母趾外転筋、母趾内転筋、小趾外転筋、短母趾屈筋
外在筋：長母趾屈筋、長母趾伸筋

足趾の屈筋と伸筋
屈筋：短趾屈筋、長趾屈筋、短小趾屈筋、足底方形筋、虫様筋、骨間筋
伸筋：虫様筋、骨間筋、短趾伸筋

足趾の外転筋と内転筋
外転筋：背側骨間筋
内転筋：底側骨間筋

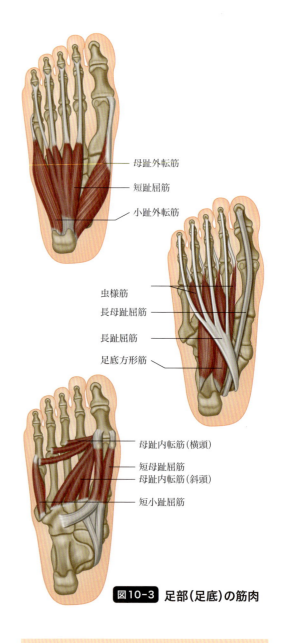

図10-3 足部（足底）の筋肉

基本動作
例：歩行の補助

損傷の原因
体の歪み、足底筋膜の炎症、異常歩行パターン、足に合わない靴

この筋をよく使うアーサナ
足部が地面に着くすべてのアーサナ

10. 下腿と足部の筋肉

アルダ・マッチェンドラーサナ／半分の魚の王のポーズ／レベル1
Ardha Matsyendrasana

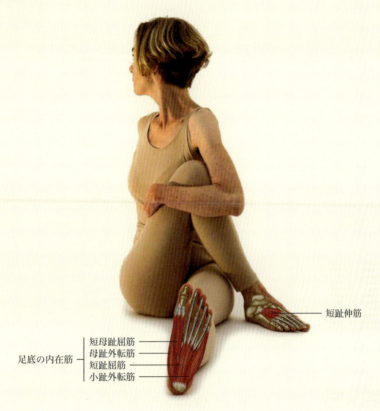

ardha＝半分、matsya＝魚
Indra＝聖者

意識すること
呼吸、ストレッチ、力強さ、解放、内臓への刺激、エネルギーの充填

動きとアライメント
背すじを伸ばす、脊柱の回旋、肩の安定、股関節の屈曲と内転、膝関節の屈曲と伸展、足関節の背屈と底屈。最も重要な点は、体重を坐骨に乗せて背すじを伸ばすこと。

テクニック
座位から、片方の脚を前に伸ばし、もう片方の足部を前に伸ばした脚の内側もしくは外側に置く。背すじを伸ばし、腕で支えながら、曲げた方の脚に向かって体幹を回旋させる。体幹から頚部の順番で回旋する。息を吸いながら背すじを伸ばし、息を吐きながらねじりを深める。

ヒント
応用として、前に伸ばした脚を曲げるバリエーションもある。回旋した後、3回深く呼吸してから元に戻る。反対側も同じように繰り返す。脊柱と股関節が十分に動く状態であればクラスのどのタイミングで行ってもよい。

カウンターポーズ
パスチモッタナーサナ

付録 1　最後のポーズ

　ここでは、最後のポーズを紹介する。すべてのアーサナを一通りコンプリートするには、通常 200 時間に及ぶレベル 1 のヨガインストラクターコースを修了することが求められる。

　まず紹介するのは、サルヴァンガーサナ（肩立ちのポーズ）――アーサナの女王である。

サルヴァンガーサナ／肩立ちのポーズ／レベル２
Sarvangasana

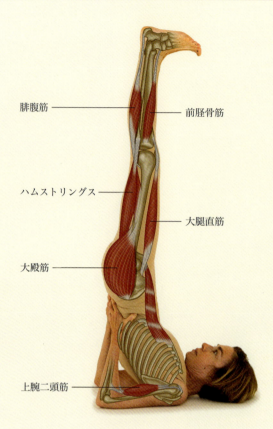

腓腹筋
前脛骨筋
ハムストリングス
大腿直筋
大殿筋
上腕二頭筋

sarva＝すべての、anga＝四肢

意識すること
呼吸、力強さ、安定、体幹、伸展、逆立ち、調和、循環と消化の増大、末梢神経系・内臓・甲状腺・前立腺の刺激、安静

動きとアライメント
背すじを伸ばす、肩関節の安定、体幹の安定、骨盤は中間位、膝関節の伸展、足関節の背屈・底屈。体は床に対して垂直にアライメントを保つ。

テクニック
このポーズにはさまざまなレベルがある（レベル１は壁を使う）。両膝を曲げて足底を床につけた状態でマットの上に寝るところから始める。両手を骨盤の下に置き、骨盤を持ち上げながらセツバンダーサナを行いウォームアップする。ここから両足を蹴り上げるか、一度ほどいてから逆立ちする。骨盤の下に両手をあてて持ち上げ、そこに体重をのせる。肩甲骨を近づけ、土台とする。目線は胸へ。このポーズから戻るときは、両手で支えながら脊柱を丸めてゆっくりと降りる。

ヒント
最も重要なアドバイスは、ブランケットを１、２枚畳んで肩の下に置き、頚部への負担を減らすことである。理想的には、肩甲骨の下端は踵と一直線になるとよい。逆立ちの状態を1-5分維持する。このような逆立ちのポーズは非常に有益ではあるが、生理中、緑内障、角膜の疾患、妊娠、高血圧などの場合は禁忌である。クラスの終盤に行うのがよい。

カウンターポーズ
マツヤーサナ、ブジャンガーサナ

次のハラーサナはサルヴァンガーサナの前後に行うとよい。

ハラーサナ／鋤のポーズ／レベル2
Halasana

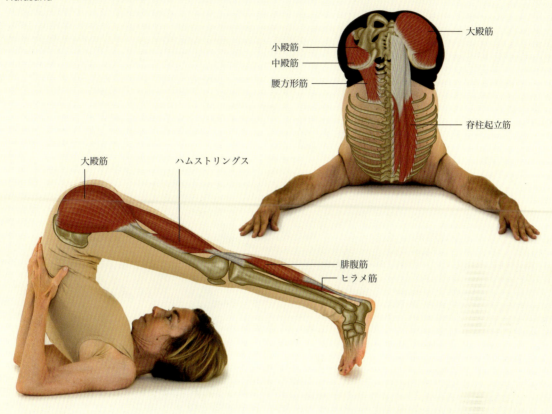

hala＝鋤

意識すること
呼吸、ストレッチ、逆立ち、ストレスからの解放、治癒、落ち着いて爽快な感情

動きとアライメント
背すじを伸ばす、肩関節の安定、股関節の屈曲、膝関節の伸展、足関節の背屈。脊柱はまっすぐに、肩と骨盤は一直線上に並べる。

テクニック
サルヴァンガーサナからこのポーズをつくるときも、座位や伏臥位からつくるときも、両足を頭の先に置く。両脚をまっすぐ伸ばし、両足の母趾球を地面に押しつけてサポートする。サルヴァンガーサナのキューイングを使ってより深いポーズをつくる。

ヒント
多くの人はこのポーズで脊柱を屈曲させるが、尾骨を空に向かって引き上げ、体幹をまっすぐにするのが正しい方法である。頚部に気をつけ、何も問題がなければ両腕を下に伸ばし、手を組んでもよい。サルヴァンガーサナから行った場合はこの位置で保持してから元に戻す。

反対のポーズ
マツヤーサナ、アド・ムカ・シュヴァナーサナ

クラスの最後のクールダウンにおすすめするアーサナの順番は、サルヴァンガーサナ、ハラーサナ、マツヤーサナ、セツバンダーサナ、アパナーサナ、仰向けのスプタ・マッチェンドラーサナ、アーナンダ・バラーサナ、シャヴァーサナである。
すべてのヨガのクラスもしくは練習は次ページのシャヴァーサナで終わること。実践するのは簡単だが、マスターするのはいちばん難しい。横たわり、委ねるポーズである。

シャヴァーサナ／死体のポーズ／レベル1
Savasana

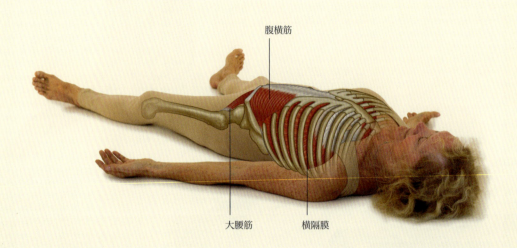

sava＝死体

意識すること
静寂、やわらかさ、休息

動きとアライメント
重力に身を委ね、体が完全に地面に支えられている。

テクニック
両脚を少し開き、大腿部の重さで自然に外旋させながら仰臥位で横たわる。手掌を上に向けて、何にも触れないように両腕を伸ばす。頭をブランケットの上に置いてもよい。すべての思考、感情、緊張を解放する。

ヒント
寒くなってきたらブランケットをかけたり、アイマスクをしてもよい。シャヴァーサナの指導法はいくつもあるが、眠ることなく、リラックスと内なる平和を体験することが目的である。10分経ったらゆっくりと意識を戻し、胎位になって最終的な解放を行ってから、手を使ってゆっくりと起き上がり、最後に頭を持ち上げる。

カウンターポーズ
座位での瞑想

付録2 アーサナにおけるキューイング

生徒に理解してもらうために、何通りの教え方があるだろうか。飽きないように、表現を少しずつ変えながら、簡潔かつ明確に伝えることが最も効果の高い方法である。解剖学は、人によっては難解なため、専門用語を多用するのは逆効果である。

次に紹介するのは、ヨガを教えるときに使うキューの例である。うまくいくものと、そうでないものがあるかもしれないが、楽しみながら自分なりに試してみてほしい。

呼吸

息を吸って膨らませる
息を吐いて解放する
息を吸って体に栄養を与える
息を吐いて体をきれいにする

脊柱のキューイング

尾骨を下げる（"たくし込む"ではない）
自然な背骨のカーブに整える
椎骨の間に空間をつくる
頭と脊柱をまっすぐにする
頭の後ろを骨盤の後ろに合わせる
顎を喉の上に乗せる（胸ではない）
頭が首の上に浮いているように想像する

体幹のキューイング

下腹部を持ち上げる
臍を体の中心に引き上げる
強く息を吐くときに、腹横筋が腰周りを包んでいることを感じる
お腹の深いところで笑うようにすると腹横筋が収縮する
骨盤底を抱く、または持ち上げる
腰椎を伸ばす
お腹が脊柱につくように
股関節と肋骨の間の空間を感じる

肩のキューイング

肩を下げてから引く
首と肩の間に空間をつくる
左右の肩甲骨を近づけるように引く
両肩を同じ高さに
腕で円を描くように
肩を開く
肩をリラックスさせる

骨盤と股関節のキューイング

骨盤を正面に向ける
大腿を回して股関節に油を差す
鼠径部の折り目を深くする
股関節を開く
骨盤を傾ける
股関節を持ち上げて開く
骨盤と大腿骨がアーチを描くようにイメージする
坐骨を見つけてその上に座る

膝のキューイング

膝裏を柔らかく
少しだけ曲げる
膝をつま先より手前に引く
膝にやさしくする

足のキューイング

足を広げる
足裏の四隅でバランスをとる
アーチを持ち上げる
つま先を後ろに引く
つま先を開く
足を柔らかく
足の母趾球を感じる

すばらしい動詞！

始める
Begin

開く
Open

関わる
Engage

許す
Allow

柔らかくする
Soften

伸展する
Extend

伸ばす
Lengthen

たたむ
Fold

想像する
Imagine

つくる
Create

見つける
Find

持ち上げる
Lift

落とす
Drop

収縮する
Contract

広がる
Spread

バランスをとる
Balance

つなげる
Connect

育む
Nourish

引き締める
Tone

押す
Press

引く
Draw

増やす
Increase

減らす
Decrease

曲げる
Bend

変える
Change

真っすぐにする
Straighten

強化する
Strengthen

ストレッチする
Stretch

改善する
Improve

助ける
Help

深める
Deepen

ほどく
Release

リラックスする
Relax

広げる
Expand

変形する
Transform

選ぶ
Choose

探す
Search

試みる
Experiment

遊ぶ
Play

成長する
Grow

適応する
Adjust

好奇心とともに
Wonder

感謝する
Thank

与える
Give

受け取る
Receive

静める
Quiet

習得する
Master

案内する
Guide

共有する
Share

招く
Invite

愛する
Love

呼吸する！
Breathe!

参考文献

Anderson, S. and Sovik, R. 2007. Yoga: Mastering the Basics, Honesdale, PA: Himalayan Institute.

Calais-Germain, B. 2007. Anatomy of Movement, Vista, CA: Eastland Press.

Coulter, D.H. 2001. Anatomy of Hatha Yoga, Honesdale, PA: Body and Breath.

Devananda, Swami Omkari 2009. Yoga in the Shambhava Tradition, Summertown, TN: Healthy Living Publications.

Jarmey, C. 2006. The Concise Book of Muscles, Chichester, UK/Berkeley, CA: Lotus Publishing/North Atlantic Books.

Kaminoff, L. 2007. Yoga Anatomy, Champaign, IL: Human Kinetics.

Keil, D. 2014. Functional Anatomy of Yoga, Chichester, UK: Lotus Publishing.

Lasater, J. 2009. Yogabody: Anatomy, Kinesiology, and Asana, Berkeley, CA: Rodmell Press.

Long, R. 2009. The Key Muscles of Yoga, Baldwinsville, NY: Bandha Yoga Publications.

Silva, M. and Shyam, M. 1997. Yoga the Iyengar Way, New York: Knopf.

Staugaard-Jones, J.A. 2010. The Anatomy of Exercise & Movement: For the Study of Dance, Pilates, Sport and Yoga, Chichester, UK: Lotus Publishing.

Staugaard-Jones, J.A. 2012. The Vital Psoas Muscle, Chichester, UK/Berkeley, CA: Lotus Publishing/North Atlantic Books.

Tigunait, P. R. 2014. The Secret of the Yoga Sutra. Himalayan Institute, 2014.

日本語版に寄せて

　本書の原題は『The Concise Book of YOGA ANATOMY』。直訳すると、「ヨガの解剖学に関する簡潔な本」となるでしょうか。タイトル通り、ヨガのポーズに関連する筋肉の働きについて、長年ヨガやピラティス、生体力学を研究されてきた著者のジョアンさんの豊かな知識が散りばめられた、優れたヨガの参考書となっています。

　ヨガはその起源であるインドの文化から飛び立ち、現在世界中で広く親しまれています。補完療法として、身体志向の心理療法として、そして座りっぱなしの生活が続き、大いなる自然とのつながりを忘れてしまいがちな現代人が手軽に実践できるセルフケアとして――健やかに生きることへの興味・関心が高まる中で、ヨガを定期的に練習している人、やってみたいと思っている人が特に先進国を中心に増加していることは、この本を手に取った皆さまもご存知のことと思います。

　真面目に頑張るモードを最良のものとする文化に慣れ親しんだ私たち日本人にとっては、ヨガをするときにも歯を食いしばって痛みに耐えながら練習したり、無理をしてしまったりすることがあるかもしれません。心身のバランスを取り戻し、深い癒しをもたらしてくれる可能性を持つヨガが、新たなけがや葛藤を生むことになるのは、残念なことです。

　本書に込められた「ヨガ解剖学に親しむことで、読者がけがから解放される」ということの価値は強調しすぎることがありません。ジョアンさんが噛み砕いて伝えてくれる運動力学的な視点を上手に利用すること、そして内なる知性からのメッセージに耳を澄ますこと、この両者のバランスこそが頭でっかちにならず、同時に独りよがりにならないような、健全なヨガの実践において大切だなぁ、と思いながら今回、監訳という大役に初めて挑戦させていただきました。

　すべての人が、安心して、楽しくヨガの恩恵を享受できるように、本書が役立つツールとなることを願っています。

サントーシマ香

アーサナの索引

※各アーサナの主に使う筋肉は原著に基づく。

ア

アーナンダ・バラーサナ ································· 158
ハッピーベイビーのポーズ
> 主に使う筋肉

大殿筋、恥骨筋、薄筋

アド・ムカ・ヴィラーサナ ························· 162
下向きの英雄のポーズ
> 主に使う筋肉

股関節内旋筋

アド・ムカ・ヴリクシャーサナ ················ 135
下向きの木のポーズ
> 主に使う筋肉

上腕三頭筋、肘筋、手関
節伸筋群

アド・ムカ・シュヴァナーサナ ·················· 95
下向きの犬
> 主に使う筋肉

腹横筋、外肋間筋、内肋
間筋、僧帽筋、前鋸筋、
広背筋、三角筋、棘下筋、
手関節伸筋群、ハムスト
リングス、大腿四頭筋、
膝窩筋

アパナーサナ ·· 72
ガス抜きのポーズ
> 主に使う筋肉

斜角筋、胸鎖乳突筋、腹
直筋

アラナーサナ ·· 75
ハイランジ、高い三日月のポーズ
> 主に使う筋肉

腹直筋、大腰筋、膝窩筋

アルダ・チャンドラーサナ ······················· 161
半月のポーズ
> 主に使う筋肉

梨状筋、縫工筋

アルダ・プールヴォッタナーサナ ················ 98
逆テーブルのポーズ
> 主に使う筋肉

小胸筋、上腕三頭筋、肘筋、
円回内筋、回外筋

アルダ・ブジャンガーサナ ························ 64
ベビーコブラのポーズ
> 主に使う筋肉

半棘筋、僧帽筋、大菱形筋、
大殿筋

アルダ・マッチェンドラーサナ ················· 187
半分の魚の王のポーズ
> 主に使う筋肉

外腹斜筋、内腹斜筋、股
関節外旋筋

アンジャネヤーサナ ································· 85
三日月のポーズ、ローランジ
> 主に使う筋肉

大腰筋、大腿直筋

アンジャリ・ムードラ ····························· 130
合掌
> 主に使う筋肉

手関節屈筋群

ヴァジュラーサナ ………………………… 37

正座

主に使う筋肉

横隔膜、斜角筋

ヴィダラーサナ ………………………… 38,79

猫のポーズ

主に使う筋肉

腹横筋

ヴィパリータ・ヴィラバドラーサナ …………………… 74

リヴァース・ウォリヤー

主に使う筋肉

脊柱起立筋、腰方形筋、
円回内筋、回外筋

ヴィラバドラーサナ 1 …………………………… 42

英雄のポーズ 1

主に使う筋肉

外肋間筋、内肋間筋、頭
板状筋、頚板状筋、大腰
筋、大菱形筋、股関節屈筋、
股関節伸筋

ヴィラバドラーサナ 2 …………………………… 62

英雄のポーズ 2

主に使う筋肉

外肋間筋、内肋間筋、脊柱
起立筋、大腰筋、大菱形筋、
三角筋、棘上筋、円回内筋、
股関節屈筋、股関節伸筋

ヴィラバドラーサナ 3 …………………………… 165

英雄のポーズ 3

主に使う筋肉

外肋間筋、内肋間筋、半
棘筋、腹直筋、大腰筋、
大菱形筋、股関節屈筋、
股関節伸筋

ウールドヴァ・ダヌラーサナ ………………… 90,92,149

上向きの弓のポーズ

主に使う筋肉

僧帽筋、大菱形筋、大殿
筋

ウールドヴァ・ムカ・シュヴァナーサナ ……… 105

上向きの犬

主に使う筋肉

僧帽筋、大菱形筋、広背筋、
手関節伸筋群、大腿四頭
筋

ウシュトラーサナ …………………………… 58

ラクダのポーズ

主に使う筋肉

胸鎖乳突筋、大殿筋、大
腿四頭筋

ウッタナーサナ …………………………… 107

立位前屈

主に使う筋肉

大腿四頭筋

ウッティタ・パールシュヴァコナーサナ ……… 78

体側を強く伸ばすポーズ

主に使う筋肉

脊柱起立筋、腰方形筋、
外腹斜筋、内腹斜筋

ウッティタ・ハスタ・パーダングシュターサナ ……… 142

一本足のポーズ

主に使う筋肉

大腿直筋、腸腰筋

エカ・パダ・カポターサナ ……………………… 144,160

ハトのポーズ

主に使う筋肉

大腿筋膜張筋、股関節外
旋筋

エカ・パダ・ラジャ・カポターサナ ………………… 162

ハト王のポーズ

主に使う筋肉

脊柱起立筋、梨状筋

ウトゥカタ・コナーサナ ……………………… 164

女神のポーズ

主に使う筋肉

股関節外旋筋、股関節内
旋筋

カ

ガルーダーサナ ………………………………… 128

ワシのポーズ

主に使う筋肉

大菱形筋、前鋸筋、大胸筋、
上腕三頭筋、肘筋、円回
内筋、回外筋

ウトゥカターサナ ……………………………… 173

椅子のポーズ

主に使う筋肉

大殿筋、大腿四頭筋、大
腿直筋、膝窩筋、ハムス
トリングス、ヒラメ筋

ギアナ・ムードラ ……………………………… 132

知恵の印

主に使う筋肉

母指対立筋、手関節・指
関節の屈筋

ウパヴィシュタコナーサナ ………………… 153-155

足を開くポーズ

主に使う筋肉

大内転筋、短内転筋、長
内転筋

キャット＆カウ ………………………………… 79

主に使う筋肉

三角筋、脊柱起立筋、腰
方形筋

ヴリクシャーサナ ……………………………… 171

木のポーズ

主に使う筋肉

大腿四頭筋、股関節外旋
筋

199

ゴムカーサナ ……………………………… 113
牛の顔のポーズ
| 主に使う筋肉 |
小胸筋、大胸筋、棘下筋、
棘上筋、肩甲下筋

サ

サルヴァンガーサナ ……………………… 190
肩立ちのポーズ
| 主に使う筋肉 |
上腕二頭筋、大腿直筋、
大殿筋、ハムストリング
ス、腓腹筋、前脛骨筋

シルシャーサナ …………………………… 122
頭立ちのポーズ
| 主に使う筋肉 |
上腕二頭筋、上腕三頭筋、
上腕筋、腕橈骨筋、前鋸筋、
広背筋、腹横筋、大腰筋

シムハーサナ ………………………………… 48
ライオンのポーズ
| 主に使う筋肉 |
前頭筋、広頚筋

シャヴァーサナ …………………………… 192
死体のポーズ
| 主に使う筋肉 |
横隔膜、腹横筋

ジャヌ・シルシャーサナ ………………… 179
頭を膝につけるポーズ
| 主に使う筋肉 |
外腹斜筋、内腹斜筋、僧
帽筋、大腿四頭筋、膝窩筋、
股関節外旋筋、長母趾伸
筋

シャラバーサナ ……………………………… 93
バッタのポーズ
| 主に使う筋肉 |
半棘筋、僧帽筋、大菱形筋、
大殿筋

スカーサナ …………………………………… 43
安楽座
| 主に使う筋肉 |
横隔膜、腹横筋、斜角筋、
肋間筋、縫工筋

スプタ・ヴィラーサナ …………………… 163
仰臥位の英雄のポーズ
| 主に使う筋肉 |
縫工筋、大腿四頭筋、股
関節内旋筋

スプタ・コナーサナ ……………………… 158
仰臥位の開脚のポーズ
| 主に使う筋肉 |
恥骨筋、薄筋

スプタ・マッチェンドラーサナ ………… 148
仰臥位のねじりのポーズ
| 主に使う筋肉 |
大腿筋膜張筋、小殿筋、
中殿筋

セツバンダーサナ ·············· 143
橋のポーズ

主に使う筋肉

腹横筋、外腹斜筋、内腹
斜筋、腹直筋、腸骨筋、
大腰筋、縫工筋、大腿直筋、
外側広筋

タ

タダーサナ ·············· 55
山のポーズ

主に使う筋肉

脊柱起立筋、腰方形筋

ダヌラーサナ ·············· 151
弓のポーズ

主に使う筋肉

僧帽筋、大菱形筋、大腿
直筋、ハムストリングス

ダンダーサナ ·············· 53
杖のポーズ

主に使う筋肉

胸鎖乳突筋

チャトランガ・ダンダーサナ ·············· 102
プランク、四肢で支える杖のポーズ

主に使う筋肉

腹横筋、大菱形筋、前鋸筋、
小胸筋、大胸筋、広背筋、
上腕三頭筋、肘筋

トリコナーサナ ·············· 71
三角のポーズ

主に使う筋肉

胸鎖乳突筋、脊柱起立筋、
外腹斜筋、内腹斜筋、腹
直筋、前鋸筋、三角筋、
大腿四頭筋

ナ

ナヴァーサナ ·············· 30
船のポーズ

主に使う筋肉

腹直筋、大腰筋、大腿直
筋

ナタラジャーサナ ·············· 170
踊りの神のポーズ

主に使う筋肉

大腿四頭筋

ハ

パールシュヴォッターナーサナ ·············· 156
ピラミッドのポーズ

主に使う筋肉

股関節内転筋

バカーサナ ·············· 118
カラスのポーズ

主に使う筋肉

大胸筋、肩甲下筋、上腕
二頭筋、腕橈骨筋、上腕
筋

バシスターサナ ……………………… 103,106,108
サイドプランク

主に使う筋肉

広背筋、三角筋、棘上筋

パスチモッタナーサナ ………………………… 174
座位の前屈

主に使う筋肉

ハムストリングス、膝窩筋

パッシマ・ナマスカーラ ………………………… 130
背面で行う合掌

主に使う筋肉

手関節屈筋

バッダ・コナーサナ ………………………… 157
合蹠のポーズ

主に使う筋肉

股関節外旋筋、股関節内旋筋、股関節内転筋

バッダ・パールシュヴァコナーサナ ……………… 69
背中で手を掴み体側を伸ばすポーズ

主に使う筋肉

外腹斜筋、内腹斜筋

パドマーサナ ………………………… 50
蓮華座

主に使う筋肉

側頭筋、股関節外旋筋

ハラーサナ ………………………… 191
鋤のポーズ

主に使う筋肉

脊柱起立筋、半棘筋、腰方形筋、ハムストリングス

バラーサナ ………………………… 152
子供のポーズ

主に使う筋肉

脊柱起立筋、半棘筋、大菱形筋、広背筋、大殿筋、股関節伸筋

バラドヴァージャーサナ ………………………… 68
賢者のねじりのポーズ

主に使う筋肉

腰方形筋

パリヴリッタ・ジャヌ・シルシャーサナ …………… 69
ねじって頭を膝につけるポーズ

主に使う筋肉

外腹斜筋、内腹斜筋

パリヴリッタ・トリコナーサナ ………………………… 69
ねじった三角のポーズ

主に使う筋肉

外腹斜筋、内腹斜筋

パリガーサナ ………………………… 147
門のポーズ

主に使う筋肉

脊柱起立筋、腰方形筋、外腹斜筋、内腹斜筋、大腿筋膜張筋、小殿筋、中殿筋、大殿筋

ビティラーサナ ……………………… 38,79
　牛のポーズ
　　主に使う筋肉
　腹横筋

プールヴォッタナーサナ ……………………… 121
　上向きの板のポーズ
　　主に使う筋肉
　小胸筋、上腕三頭筋、肘筋、腹直筋、大腰筋、大腿直筋

ブジャンガーサナ ……………………… 64
　コブラのポーズ
　　主に使う筋肉
　半棘筋、僧帽筋、大菱形筋、大殿筋

プラサーリタ・パドゥッターナーサナ ……………… 60
　立位開脚前屈
　　主に使う筋肉
　股関節内旋筋、股関節内転筋

マツヤーサナ ……………………… 126
　魚のポーズ
　　主に使う筋肉
　胸鎖乳突筋、半棘筋、円回内筋、大胸筋

マユーラーサナ ……………………… 101
　孔雀のポーズ
　　主に使う筋肉
　大胸筋

マラーサナ ……………………… 84
　花輪のポーズ
　　主に使う筋肉
　腹直筋、骨盤底筋

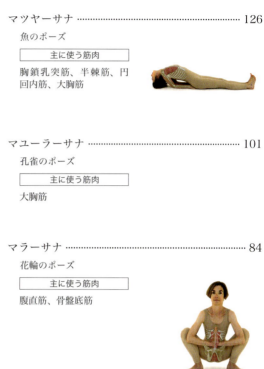

マ

マカラーサナ ……………………… 89
　ワニのポーズ
　　主に使う筋肉
　肩甲挙筋

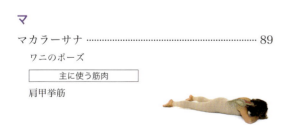

203

筋肉の索引

あ

烏口腕筋	112
円回内筋	124
横隔膜	35

か

回外筋	127
回旋筋	66
外腹斜筋	69
外閉鎖筋	160
外肋間筋	40
胸鎖乳突筋	52
胸半棘筋	63
棘下筋	109
棘上筋	108
頚半棘筋	63
頚板状筋	54
肩甲下筋	111
肩甲挙筋	88
広頚筋	47
後脛骨筋	180
後斜角筋	36
後頭筋	46
広背筋	103

さ

鎖骨下筋	97
三角筋	106
膝窩筋	172
尺側手根屈筋	130
尺側手根伸筋	133
手関節屈筋群	130
小円筋	110
小胸筋	96
小指外転筋	136

小趾外転筋	186
小指伸筋	133
小指対立筋	136
小殿筋	146
小菱形筋	91
上腕筋	116
上腕三頭筋	119
上腕二頭筋	115
深指屈筋	131
脊柱起立筋	61
前鋸筋	94
前脛骨筋	176
浅指屈筋	130,131
前斜角筋	36
前頭筋	46
双子筋	160
総指伸筋	134
僧帽筋	90
足底方形筋	186
側頭筋	51

た

大円筋	104
大胸筋	101
第三腓骨筋	181
大腿筋膜張筋	144
大腿四頭筋	169
大腿直筋	139
大腿二頭筋	150
大腿方形筋	160
大殿筋	149
大内転筋	153
大腰筋	73,141
大菱形筋	92
多裂筋	65

短趾屈筋	186	半腱様筋	150
短小指屈筋	136	半膜様筋	150
短小趾屈筋	186	鼻筋	49
短内転筋	153	腓腹筋	184
短腓骨筋	183	ヒラメ筋	185
短母指外転筋	136	腹横筋	38
短母趾屈筋	186	腹直筋	70
短母指伸筋	133	方形回内筋	125
恥骨筋	155	縫工筋	140
肘筋	120	母趾外転筋	186
中斜角筋	36	母指対立筋	136
中殿筋	145	母指内転筋	136
虫様筋（足）	186	母趾内転筋	186
長趾伸筋	177	母指の筋群	136
長趾屈筋	186		
長掌筋	130	**や**	
長橈側手根伸筋	133	腰方形筋	67
長内転筋	153		
長腓骨筋	182	**ら**	
長母指屈筋	130	梨状筋	159
長母趾屈筋	186		
長母指伸筋	133	**わ**	
長母趾伸筋	178	腕橈骨筋	117
腸腰筋	141		
橈側手根屈筋	130,131		
頭半棘筋	63		
頭板状筋	54		

な

内腹斜筋	69
内閉鎖筋	160
内肋間筋	41

は

薄筋	154

[著者]

ジョアン・スタウガード＝ジョーンズ　Jo Ann Staugaard-Jones

運動科学とダンスの専門家であり、ピラティスとヨガの認定インストラクター（RYT500、Himalayan Institute）。ダンスと教育の修士号をカンザス大学、ニューヨーク大学で取得後、演技者、振付師、教師、運動科学者としてキャリアを築く。主な著書に、『目醒める！大腰筋』（医道の日本社、原題：『The Vital Psoas Muscle』）、『The Anatomy of Exercise and Movement for the Study of Dance, Pilates, Sports, and Yoga』がある。現在、運動科学に関するワークショップや国際的なホリスティックリトリート、ヨガアナトミーのクラス、ヨガインストラクターの養成など、さまざまな活動を行っている。

[監訳者]

サントーシマ香　Kaori Santosima

ヨガ講師、アーユルヴェーダ講師。ニューヨーク生まれ。慶應義塾大学在学中にヨガと出合い、2002年に渡米。2005年、全米ヨガアライアンス認定インストラクター養成講座を修了。2009年、インドのティラック・アーユルヴェーダ大学でアーユルヴェーダ研修コースを修了。現在はカナダに在住。日本でのワークショップやメディア出演、執筆などを通してヨガの楽しさを広めている。著書に『カラダが変わる たのしい おうちヨガ・プログラム』（高橋書店）、『一日の体調を整える 朝のヨガ』（大和書房）など多数。

翻訳協力　　　　　　　中世古高伸
校正協力　　　　　　　片山聡恵
カバー・本文デザイン　大野文彰

筋肉とアーサナをやさしく学ぶ
ヨガアナトミー

2018年12月20日　初版第1刷発行

著　者　　ジョアン・スタウガード＝ジョーンズ
監訳者　　サントーシマ香
発行者　　戸部 慎一郎
発行所　　株式会社医道の日本社
　　　　　〒237-0068　神奈川県横須賀市追浜本町1-105
TEL　　　046-865-2161
FAX　　　046-865-2707

2018©IDO-NO-NIPPON-SHA
印刷・製本　シナノ印刷株式会社
ISBN 978-4-7529-9033-8　Printed in Japan

本書の無断転載・複写複製（コピー、スキャン、デジタル化）を禁じます。